AF500470

SUR L'ANGLE ORBITO-OCCIPITAL

PARIS — TYPOGRAPHIE A. HENNUYER, RUE D'ARCET, 7.

SUR

L'ANGLE ORBITO-OCCIPITAL

PAR

M. PAUL BROCA

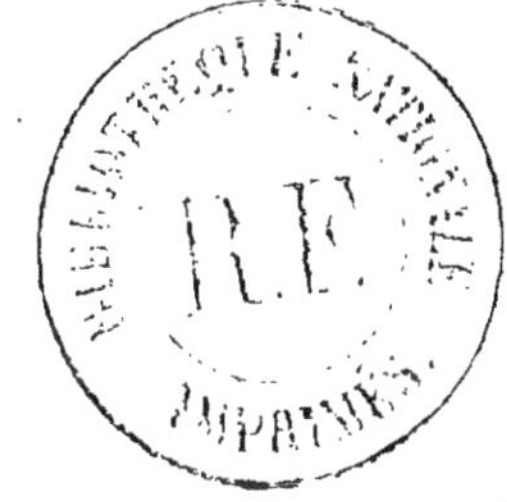

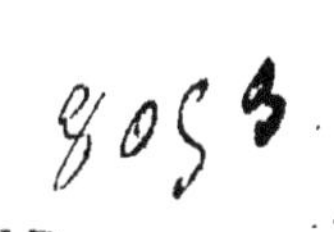

PARIS

ERNEST LEROUX, ÉDITEUR

LIBRAIRE DE LA SOCIÉTÉ ASIATIQUE DE PARIS, DE L'ÉCOLE DES LANGUES ORIENTALES VIVANTES
DES SOCIÉTÉS DE CALCUTTA
DE NEW-HAVEN (ÉTATS-UNIS), DE SHANGHAI (CHINE), ETC.

28, RUE BONAPARTE, 28

1877

SUR L'ANGLE ORBITO-OCCIPITAL

PAR M. BROCA.

J'appelle angle orbito-occipital l'angle qui mesure l'inclinaison du plan du trou occipital sur le plan biorbitaire, c'est-à-dire sur le plan horizontal déterminé par les deux aiguilles orbitaires.

Avant d'étudier cet angle, il est nécessaire de donner d'abord quelques explications sur le plan biorbitaire, puis d'apprécier la valeur des procédés auxquels on a eu recours jusqu'ici pour déterminer le degré de l'inclinaison du plan du trou occipital.

§ 1. LE PLAN BIORBITAIRE.

Tous ceux qui ont étudié le problème si compliqué de l'attitude de la tête humaine, savent qu'aucun des plans déterminés anatomiquement sur le crâne n'est réellement fixe, qu'aucun surtout n'est absolument et constamment horizontal. Les recherches craniologiques exigent cependant que le crâne soit orienté d'une manière précise, et chaque auteur choisit à cet effet le plan qui lui paraît à la fois le moins variable et le plus rapproché de la direction horizontale; l'un donne la préférence au plan de Camper, d'autres au plan de Baer, ou au plan de Merkell, ou au plan alvéolo-condylien, etc. Ces divers plans sont loin sans doute d'avoir le même degré de précision et d'exactitude; tous néanmoins donnent au crâne humain une direction qui, le plus souvent, ne s'éloigne pas beaucoup de l'attitude naturelle.

Mais les anthropologistes se priveraient d'une de leurs ressources les plus fécondes et les plus instructives, s'ils renonçaient au concours de la craniologie comparée. Lorsqu'on veut apprécier la signification des différences que présente, suivant les individus et suivant les races, un caractère morphologique ou craniométrique, il est nécessaire d'étudier le même caractère dans la série des mammifères, ou au moins dans la série des primates. La question de l'attitude de la tête ne se pose donc pas seulement pour l'homme ; elle se pose aussi pour les autres animaux. Or, il est de toute évidence que tous les plans anatomiques qui donnent au crâne humain une direction plus ou moins naturelle, donnent au crâne de la plupart des animaux une attitude très-fausse et très-choquante.

Au milieu des divergences énormes que présentent chez les mammifères tous les caractères craniologiques, à raison du développement relatif des diverses parties du crâne et de la face, il n'y a qu'un fait constant, et ce fait n'est pas de l'ordre anatomique, il est de l'ordre physiologique : c'est la direction naturelle du regard vers l'horizon. Un animal doit pouvoir vivre avec ses pareils ; c'est avec eux qu'il entretient ses relations les plus essentielles ; ce sont eux surtout qu'il a besoin de voir. En outre, dans toutes les actions de sa vie, soit qu'il cherche sa proie, soit qu'il surveille l'ennemi, il a besoin d'explorer au loin les objets qui l'entourent. La direction la plus utile et par conséquent la plus ordinaire de ses yeux est donc celle qui les porte vers l'horizon. Lorsque les yeux peuvent, sans effort ni travail, prendre cette direction, la tête est dans son attitude naturelle. Laissons dire au poëte que l'homme regarde fièrement le ciel, et que l'animal regarde humblement la terre. Tous deux regardent naturellement l'horizon, et c'est précisément là ce qu'il y a de commun entre eux.

Des expériences physiologiques que j'ai exposées ailleurs (1) prouvent que le point le plus sensible de la rétine est celui qui reçoit les rayons horizontaux, lorsque l'homme debout regarde naturellement devant lui. Ces expériences, que l'observateur fait sur lui-même, ne peuvent être répétées sur les animaux ; mais il est extrêmement probable que les conditions physiologiques sont les mêmes chez eux, et que les objets placés au niveau de leur tête sont ceux qu'ils voient le plus nettement.

Ce plan de la vision horizontale est purement physiologique. On peut néanmoins le retrouver sur le crâne, avec une approximation suffisante, à l'aide d'un procédé fort simple. Supposez une ligne tirée, de chaque côté, du trou optique au centre de l'ouverture orbitaire ; cette ligne représentera assez exactement la direction naturelle de l'axe de l'œil au repos ; on la détermine aisément à l'aide de l'aiguille orbitaire et de l'orbitostat.

(1) *Sur le plan horizontal de la tête, et sur la méthode trigonométrique*, dans *Bull. de la Soc. d'anthrop.*, 1873, 2e série, t. VIII, p. 66-68.

L'*aiguille orbitaire* est une aiguille à tricoter, longue de 25 centimètres et parfaitement rectiligne.

L'*orbitostat* est un petit instrument qui se déploie dans l'ouverture orbitaire, et dont les deux branches viennent se fixer par pression sur les bords des deux arcades orbitaires. Une pièce centrale, qui reste toujours à égale distance des deux branches, est percée d'un œil pour le passage de l'aiguille orbitaire. On peut fixer de plusieurs manières la pièce centrale. Je m'étais servi d'abord de l'orbitostat à *branches divergentes*, sorte de grande pince à pression excentrique, analogue à celle que les chirurgiens emploient pour tenir les paupières ouvertes; sur les deux extrémités de la pince s'adaptait un tube en caoutchouc très-homogène, portant dans le milieu de sa longueur un petit œillet de métal; mais le poids de l'aiguille tendait toujours à abaisser un peu le trou central. J'ai donc substitué à cet instrument l'orbitostat à *branches parallèles*, mis en mouvement soit par une crémaillère, soit par une vis (1). L'orbitostat à vis ne laisse rien à désirer sous le rapport de la précision, et peut s'adapter aux orbites de toutes dimensions; mais le maniement n'en est pas assez rapide, car le pas de vis est très-court, et il faut faire un grand nombre de tours pour passer d'une grande orbite à une petite. Cet inconvénient s'est montré surtout lorsque j'ai voulu multiplier mes recherches de craniologie comparée. Alors j'ai repris l'orbitostat à branches divergentes, en remplaçant le tube en caoutchouc par deux petits ressorts à boudin, et en choisissant des aiguilles assez fines pour que leur poids n'altérât pas sensiblement l'égalité d'action des ressorts; mais ces aiguilles trop légères ne gardaient pas aisément leur rectitude. L'instrument est devenu plus commode et plus pratique, grâce à une ingénieuse modification qui m'a été suggérée par M. Drouault. La pièce centrale, au lieu d'aboutir aux extrémités libres des deux branches divergentes, s'insère en A sur leur articulation (fig. 1). C'est une tige d'acier AB, aussi longue que les branches, et portant

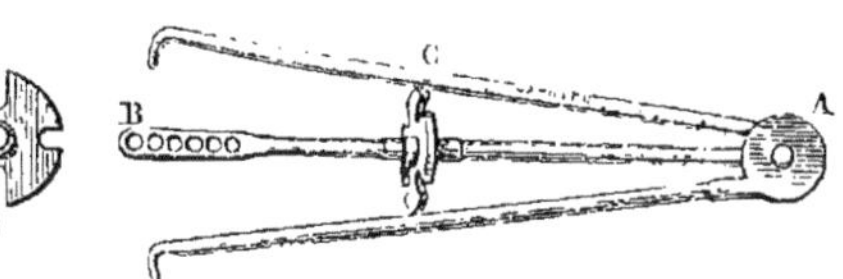

Fig. 1. — Le nouvel orbitostat (demi-grandeur).

(1) L'orbitostat à crémaillère et l'orbitostat à vis sont décrits et figurés dans mon *Mémoire sur le plan horizontal de la tête*, voir *Bull. de la Soc. d'anthropologie*, 1873, p. 69 et 70.

une rangée de petits trous à son extrémité ; sur elle glisse à frottement un bouton C qui, en reculant, force les deux branches à s'écarter également. Ce bouton, dans l'origine, marchait sur un pas de vis ; on pouvait ainsi le faire reculer autant qu'on voulait, et augmenter *ad libitum* l'écartement des branches ; toutefois le maniement de la vis faisait perdre un peu de temps, et j'ai reconnu que le bouton à frottement suffit parfaitement, pourvu que l'écartement des branches ne dépasse pas 45 degrés ; au-delà de 45 degrés, la pression des branches repousserait le bouton en avant ; mais en donnant aux branches une longueur de 9 à 10 centimètres, et au bouton une largeur de 15 millimètres, on peut obtenir une ouverture supérieure aux dimensions des plus grandes orbites, sans atteindre l'écartement de 45 degrés. En outre, deux échancrures entaillées symétriquement sur les bords du bouton, permettent de réduire la largeur de celui-ci à 7 millimètres, pour la mensuration des plus petits orbites.

L'instrument, ainsi disposé, s'adapte avec une égale facilité et une égale rapidité, aux orbites des plus petits singes et à celles des grands pachydermes. Il suffit d'une seconde pour le mettre en place, il suffit d'une autre seconde pour introduire l'aiguille orbitaire dans le trou optique, à travers l'un des trous de la tige centrale. Ces trous forment une rangée transversale ; on choisit celui qui est à égale distance du bord interne et du bord externe de l'orbite ; de la sorte, l'aiguille occupe exactement l'axe de la cavité orbitaire, et sa partie extérieure, longue de plus de 15 centimètres, indique nettement à l'observateur la direction de cet axe.

Ce petit instrument, vraiment très-commode, est construit par M. Mathieu. Le prix en étant très-modéré, on peut en avoir plusieurs, ce qui facilite beaucoup les comparaisons.

Cela posé, prenons un certain nombre de crânes d'hommes, de singes grands ou petits, de carnassiers, de ruminants, etc., introduisons-y les aiguilles orbitaires, et déposons-les devant nous sur une table, après avoir enlevé leurs mâchoires inférieures. Nous verrons d'abord que sur les crânes humains les deux aiguilles orbitaires sont à peu près horizontales ; elles ne le sont pas tout à fait, parce que le plan de la table ne représente pas exactement le plan horizontal du crâne ; mais elles sont du moins peu inclinées. Sur les crânes d'animaux, au contraire (voy. pl. I), les aiguilles orbitaires remontent toujours beaucoup (1). Les animaux,

(1) Chez les animaux qui ont les orbites très-divergentes, l'aiguille orbi-

dans cette position, ne verraient devant eux que le ciel, et leur attitude serait évidemment contre nature ; mais prenons alors chaque crâne, posons-le sur le crâniostat, fixons-le dans la position qui

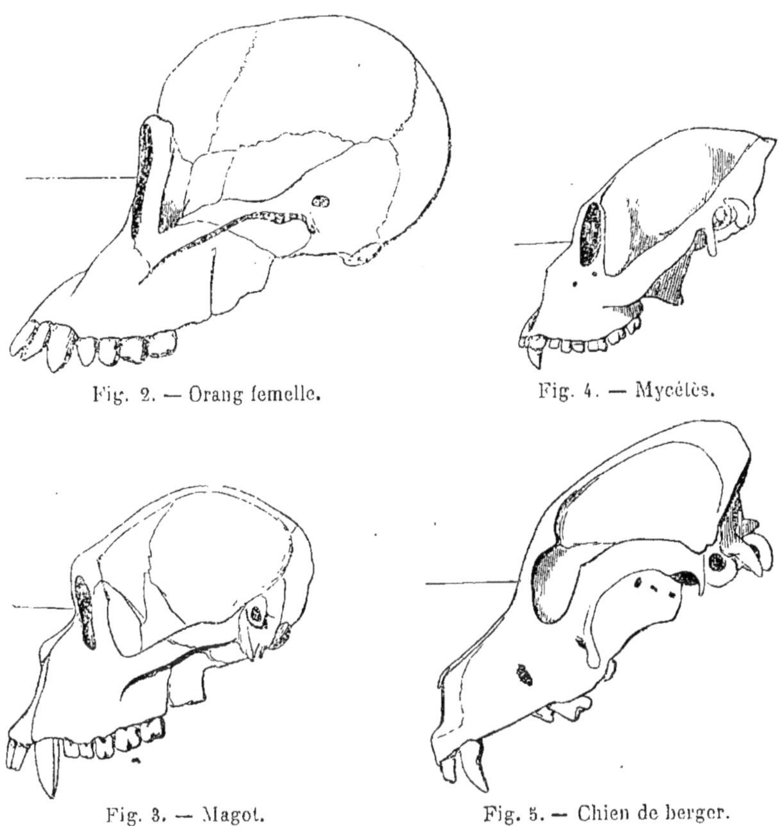

Fig. 2. — Orang femelle. Fig. 4. — Mycètès.

Fig. 3. — Magot. Fig. 5. — Chien de berger.

Crânes d'animaux dessinés au diagraphe, avec leur aiguille orbitaire horizontale.

rend les deux aiguilles horizontales (1), et nous verrons aussitôt la tête prendre une direction parfaitement naturelle (voy. fig. 2 à 5).

Nous pourrons nous en assurer en comparant cette direction

taire est quelquefois peu relevée ; c'est ce qui a lieu par exemple chez les lapins; mais le *plan* déterminé par les deux aiguilles orbitaires est au contraire très-relevé. Je reviendrai plus loin sur ce fait géométrique.

(1) Le craniostat pour le crâne humain est décrit et figuré dans les *Bull. de la Soc. d'anth.* 1873, p. 65. Le craniostat pour l'anatomie comparée est construit sur les mêmes principes, mais avec des dimensions plus grandes et avec quelques changements d'ordre secondaire, qu'il serait superflu de détailler ici. On reconnaît que les deux aiguilles orbitaires sont horizontales en mesurant, en deux points suffisamment espacés, leur hauteur au-dessus de la table du craniostat.

avec celle que l'on observe sur les squelettes montés avec soin. Certes, l'attitude de la tête des squelettes est loin de fournir un terme de comparaison bien rigoureux; on sait toutefois que les monteurs de squelettes s'attachent aujourd'hui à reproduire autant que possible l'attitude naturelle des animaux, conformément aux indications qui leur sont fournies par les zoologistes; lorsqu'il s'agit d'un animal dont les allures sont bien connues, la direction de la tête est généralement correcte, et on constate alors qu'elle est semblable à celle du crâne orienté sur le craniostat au moyen des aiguilles orbitaires. Mais lorsque l'animal est rare et peu connu, les monteurs de squelettes sont quelquefois fort embarrassés; et à défaut de données certaines, ils se bornent à donner à la tête l'attitude la plus probable; je pense que, dans ces cas douteux, le procédé d'orientation à l'aide des aiguilles orbitaires pourra leur rendre des services réels.

Ainsi, le plan biorbitaire n'a pas seulement l'avantage de donner au crâne humain la seule orientation qui soit indépendante des variations individuelles ou ethniques; il offre en outre à la craniologie comparée une ressource précieuse, puisqu'il fournit un point de départ commun aux comparaisons que l'on établit entre les crânes des diverses espèces de mammifères.

Ce plan toutefois n'est pas un plan anatomique. Un plan anatomique doit avoir ses points de repère sur le squelette même. Le centre de l'ouverture orbitaire ne remplit pas cette condition, puisque ce n'est qu'un point virtuel. Je pense donc que le plan biorbitaire ne répond pas aux besoins de la craniographie et de la craniométrie usuelle, et qu'il n'y a pas lieu de l'adopter dans la pratique pour déterminer l'attitude des crânes mis à l'étude. Mais ce plan, étant à la fois fixe et horizontal, permet de mesurer avec précision le degré d'inclinaison des autres et d'en apprécier en même temps le degré de variabilité. C'est ainsi que j'ai pu, dans mes mémoires sur le plan horizontal de la tête, auxquels je demande la permission de renvoyer le lecteur, constater que le plan alvéolo-condylien est le moins variable de tous les plans anatomiques du crâne, et le plus rapproché, en moyenne, de la direction horizontale (1).

(1) *Sur le plan horizontal de la tête*, dans *Bull. de la Soc. d'anthropologie*, 1873, t. VIII, p. 48-92. — *Quelques Résultats de la détermination trigonométrique de l'angle alvéolo-condylien et de l'angle biorbitaire*. Même vol., p. 150-179. — *Nou-*

Pour mesurer le degré d'inclinaison d'un plan quelconque sur le plan biorbitaire, c'est-à-dire sur le plan horizontal, on peut recourir à deux méthodes bien différentes, également bonnes, mais très-inégalement rapides : la méthode graphique et la méthode trigonométrique. Je les exposerai plus loin, mais je dois dire auparavant comment j'ai été amené à étudier la direction du trou occipital par rapport au plan biorbitaire.

§ 2. DE LA DIRECTION DU TROU OCCIPITAL. — DES ANGLES QUI LA MESURENT.

J'ai publié en 1873, dans le tome II de la *Revue d'anthropologie*, un mémoire assez étendu sur la direction du trou occipital. J'y ai exposé les recherches de Daubenton, dont les résultats sont restés longtemps classiques, et j'y ai consigné ensuite les résultats bien différents auxquels mes propres recherches m'ont conduit. Obligé de revenir aujourd'hui sur ce sujet, je n'aurai pas à entrer dans les mêmes détails, mais je ne puis me dispenser pourtant de rappeler les faits principaux.

Daubenton, dans son célèbre mémoire de 1764 (1), énonça pour la première fois l'idée parfaitement juste que la direction du trou occipital constitue l'un des meilleurs caractères de l'attitude plus ou moins bipède, plus ou moins quadrupède des animaux. Le trou occipital des vrais bipèdes est situé vers le milieu de la face inférieure du crâne, tandis que celui des vrais quadrupèdes est situé sur la partie postérieure du crâne ; et comme une ouverture qui recule, sur une surface qui remonte, doit nécessairement se relever, la position et la direction du trou occipital sont solidaires l'une de l'autre. Il suffit donc de déterminer celle-ci pour connaître en même temps celle-là. Telle fut l'idée de Daubenton, et elle conserve aujourd'hui encore toute sa valeur, quoique les applications qui en ont été faites jusqu'ici, aient donné des résultats défectueux.

Pour apprécier la direction si variable du trou occipital, Daubenton eut recours à une mesure angulaire, innovation féconde, qui marqua le début, bien timide encore, de la craniologie scientifique. Il fallait, pour cela, rapporter cette direction à celle d'un

velles Recherches sur le plan horizontal de la tête et sur le degré d'inclinaison des divers plans crâniens. Même volume, p. 542-563.

(1) Daubenton, *Mémoire sur les différences de la situation du grand trou occipital dans l'homme et les animaux*. — *Mémoires de l'Académie des sciences*, 1764.

plan fixe ou réputé tel. Le plan fixe que choisit Daubenton fut celui qui passe en arrière sur l'opisthion (milieu du bord postérieur du trou occipital) en avant sur le bord inférieur des deux orbites. Sur les dessins de profil, ce plan est représenté par une ligne, appelée la *ligne de Daubenton* (fig. 6, XX') ; une autre ligne, YY', menée de l'opisthion au basion, donne la direction du trou occipital ; je l'appellerai la *ligne occipitale*. Ces deux lignes se coupent sur l'opisthion, interceptant un angle XOY qui est l'*angle de Daubenton*.

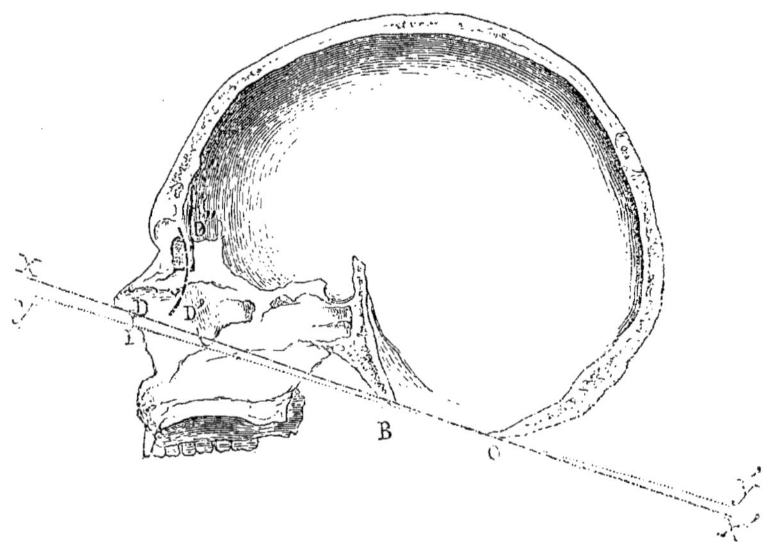

Fig. 6. — Coupe médiane d'un crâne parisien. L'angle de Daubenton XOY est égal à + 3°.

Notre figure 6 représente une coupe médiane du crâne ; on y a reporté aisément, au point D, une marque qui donne le niveau du bord inférieur de l'orbite ; cette marque est tracée au crayon sur le bord de l'ouverture nasale, et la ligne de Daubenton peut être ainsi tirée avec sûreté, quoique la région orbitaire ne soit pas visible. Mais Daubenton opérait sur des crânes entiers, et s'il avait l'avantage d'apercevoir le bord orbitaire, toujours apparent sur le profil, il n'apercevait jamais le basion ; souvent même l'opisthion était masqué ; de sorte qu'après avoir dessiné le profil du crâne, il fallait y reporter approximativement, *au jugé*, la position de l'un de ces points de repère ou de tous les deux. A cette incertitude se joignait celle des dessins eux-mêmes ; car on ne connaissait pas encore les dessins rigoureux obtenus aujourd'hui par des moyens mécaniques ou par la photographie.

En procédant ainsi, Daubenton crut reconnaître que son angle occipital constituait une caractéristique absolue de l'homme. Suivant lui, cet angle était à peu près nul, ou plutôt de 3 degrés chez tous les hommes ; il s'élevait à 37 degrés chez l'orang d'Afrique (chimpanzé), à 47 degrés chez le maki, à 80 degrés chez le chien, à 90 degrés enfin chez le cheval et chez la plupart des quadrupèdes. Il y avait donc entre l'homme, bipède parfait, et les singes, qui sont intermédiaires entre les bipèdes et les quadrupèdes, une différence de 34 degrés, et cette différence était d'autant plus significative que l'angle occipital — Daubenton le croyait, du moins — était le même chez tous les hommes.

Ces résultats ont été admis pendant plus d'un siècle sans contestation ni contrôle ; sans contestation, parce qu'ils satisfaisaient l'esprit ; sans contrôle, parce que le procédé de l'auteur était d'une application très-laborieuse. Mais le *goniomètre occipital* que j'ai décrit en 1872 (1) permet maintenant de mesurer l'angle de Daubenton en quelques secondes, avec autant de facilité que d'exactitude, et, grâce à cet instrument, j'ai pu constater deux faits généraux entièrement contraires aux conclusions de Daubenton : en premier lieu, l'angle de Daubenton, loin d'être invariable chez l'homme, présente, suivant les individus et suivant les races, des différences qui peuvent aller jusqu'à 35 degrés ; c'est donc l'un des caractères les plus variables du crâne humain ; en second lieu, ce caractère, loin de creuser entre l'homme et les singes un profond hiatus, n'établit entre eux qu'une démarcation incertaine, qu'une distance médiocre, franchie même quelquefois par les écarts individuels.

Sur le premier point, j'ai reconnu d'abord que le plan du trou occipital ne passe pas toujours, comme on le croyait, au-dessous de la ligne de Daubenton ; qu'il peut remonter jusque sur elle en donnant un angle nul, et même plus haut encore, au-dessus d'elle, en donnant un angle *négatif*. Ce dernier résultat est tellement commun, que dans beaucoup de races humaines la moyenne de l'angle est négative. Dans d'autres races, au contraire, l'angle est toujours positif. Les variétés individuelles sont comprises

(1) *Bulletin de la Société d'anthropologie*, 2e série, t. VII, p. 654 (4 juillet, 1872). Ce goniomètre n'est applicable qu'à l'homme et aux singes. J'ai décrit en 1874, dans mon mémoire sur la *direction du trou occipital*, un goniomètre moins commode, mais applicable à tous les animaux. (*Revue d'anthropologie*, 1873, t. II, p. 205.)

entre la limite de — 16 degrés chez un Auvergnat, et + 19 degrés chez un Hottentot ; l'écart s'élève donc à 35 degrés.

Sur le second point, j'ai constaté que l'angle de Daubenton peut descendre chez certains singes *adultes* jusqu'à + 16 degrés et + 15 degrés, c'est-à-dire à 4 degrés au-dessous de la limite de + 19 degrés observée chez l'homme.

Ces faits, qui résultent de l'étude de plus de 1 200 crânes d'hommes et d'animaux, ont été exposés en détail dans le tome II de la *Revue d'anthropologie* (1). Ceux de mes lecteurs qui voudront bien s'y reporter y trouveront des relevés très-complets que je ne dois pas reproduire ici, mais d'où j'ai cru devoir cependant extraire quelques chiffres, consignés sur un petit tableau annexé au présent mémoire. (Voir le tableau n° 2.)

L'angle de Daubenton a perdu l'importance zoologique qu'on lui avait attribuée comme caractéristique absolue de l'homme ; mais il en a acquis une autre à laquelle on était loin de s'attendre. Il a pris rang au nombre des caractères anthropologiques les plus remarquables, car si, au lieu de considérer les individus, on considère les *moyennes ethniques*, on reconnaît qu'il établit entre les races humaines des divers types des différences bien tranchées, et conformes le plus souvent à la gradation hiérarchique de ces races. On reconnaît, en outre, que la plus forte moyenne ethnique, celle des nègres de Nubie, ne dépasse pas + 9°,34, qu'elle reste par conséquent inférieure de 5 à 6 degrés aux minima individuels observés chez les singes. Cette différence est bonne à constater, sans doute, mais elle est évidemment trop faible, eu égard à la nature du caractère que l'on se proposait de déterminer au moyen de l'angle de Daubenton. S'il était vrai que cet angle fût l'expression exacte de l'attitude plus ou moins bipède, plus ou moins quadrupède des animaux, comme on l'a admis d'après Daubenton, il devrait établir entre les races humaines les plus inférieures et les singes les plus élevés une distance beaucoup plus considérable ; il faudrait surtout que cette distance fût assez grande pour que les écarts individuels ne pussent jamais la franchir, car personne ne voudra croire que les singes chez lesquels l'angle de Daubenton descend à + 18 degrés, à + 16 degrés, à + 15 degrés, soient

(1) *Recherches sur la direction du trou occipital et sur les angles occipitaux et basilaire*, voir *Revue d'anthropologie*, 1873, t. II, p. 193-234.

des bipèdes plus parfaits que le Hottentot dont l'angle s'élève à + 19 degrés (sans parler de neuf autres individus du type éthiopique, chez lesquels cet angle a atteint ou dépassé + 15 degrés).

Cet entre-croisement prouve manifestement que l'angle de Daubenton ne mesure pas la vraie inclinaison du trou occipital ; c'est parce que le prétendu plan fixe sur lequel Daubenton a placé le zéro de son angle est lui-même un plan très-instable, dont la direction dépend de plusieurs conditions très-diverses, entre autres, de la hauteur si variable de l'orbite.

Désirant supprimer cette dernière cause d'incertitude, j'ai essayé d'abord de substituer à la ligne de Daubenton une ligne partant également de l'opisthion, mais aboutissant à la racine du nez. J'ai mesuré ainsi le *second angle occipital* qui ne s'est pas montré plus fidèle que l'angle primitif de Daubenton. J'ai alors eu recours à une troisième ligne certainement plus correcte que les deux précédentes : c'est la *ligne naso-basilaire* d'Aeby, étendue du basion à la racine du nez. Cette ligne, sur laquelle les variations de la face n'exercent qu'une influence indirecte et assez restreinte, représente la direction générale de la base du crâne en avant du trou occipital. J'ai donné le nom d'*angle basilaire* à l'angle compris entre elle et la ligne du trou occipital. Cet angle, dont le sommet est sur le basion, a l'avantage de ne pas être influencé par la longueur du trou occipital, caractère très-instable qui peut produire des différences de plusieurs degrés lorsque le sommet est placé sur l'opisthion.

Après avoir ainsi simplifié le problème, par l'élimination de deux de ses éléments les plus variables, j'espérais obtenir des résultats plus satisfaisants. Je ne puis pas dire que cette espérance ait été tout à fait vaine ; l'angle basilaire, étudié dans la série des mammifères, corrige, quoique incomplétement, quelques-unes des irrégularités de l'angle de Daubenton ; c'est ce qui ressort d'un travail spécial de MM. Augier et Julien, communiqué à la section d'anthropologie de l'Association française (1). En outre, dans la comparaison de l'homme et des singes, il augmente un peu la distance comprise entre ces deux groupes, de sorte que les plus grands écarts individuels ne donnent plus

(1) Augier et Julien, *Sur les angles occipitaux et basilaire*. Dans *Association française pour l'avancement des sciences*. Session de Lille, 1873, p. 566-575.

qu'un entre-croisement de 1 degré au lieu de 4 degrés (un nègre, 37 degrés, une femelle d'orang adulte et une femelle de chimpanzé adulte, 36 degrés). J'ajoute que, sur les 1 200 crânes humains que j'ai examinés, il n'y en a qu'*un seul* qui atteigne la limite inférieure de l'angle basilaire des singes, tandis que dix, parmi lesquels figurent deux crânes de femmes, atteignent ou dépassent 15 degrés, limite inférieure de l'angle de Daubenton chez les singes. (Voyez à la fin du présent mémoire le petit tableau nº 2, extrait des tableaux plus étendus publiés dans le tome II de la *Revue d'anthropologie*, p. 233 et 234.)

Les chiffres de l'angle basilaire sont donc moins incohérents que ceux de l'angle de Daubenton. Il est évident, néanmoins, qu'ils n'expriment pas correctement la direction du trou occipital et l'attitude de la tête, puisqu'ils feraient croire que certains singes sont aussi bipèdes que certains hommes.

Quelle est la cause de ce résultat paradoxal? C'est toujours celle que j'ai déjà signalée ; c'est le défaut de fixité de la prétendue ligne fixe sur laquelle on mesure l'inclinaison du trou occipital. La ligne naso-basilaire est certainement plus stable que la ligne de Daubenton, mais elle ne l'est pas assez cependant pour servir de base à la déterminaison de l'obliquité des autres lignes crâniennes. La position relative des deux points où elle aboutit, c'est-à-dire du basion et de la racine du nez, résulte de la combinaison de plusieurs conditions variables. Pour passer du premier point au second, il ne s'agit pas de tirer purement et simplement une ligne droite de l'un à l'autre, comme on le fait sur une coupe médiane du crâne : il faut suivre, dans la cavité crânienne, les changements de direction que subit la base de l'encéphale. On voit alors que cette base, à partir du basion, repose d'abord sur la face postéro-supérieure de l'apophyse basilaire. Cette face, nommée par les auteurs allemands le *plan du clivus*, remonte plus ou moins obliquement, en faisant avec le plan du trou occipital un angle très-variable, que M. Ecker appelle l'*angle des condyles* et que nous appelons ici l'*angle d'Ecker* (1) ; elle

(1) M. Landzert, de Saint-Pétersbourg, avait déjà mesuré, en 1867, l'angle intercepté entre le plan du clivus et le plan du trou occipital. Il avait trouvé que cet angle était de 120 degrés chez les Australiens, de 123 degrés chez les Russes, de 128 degrés chez les Allemands (Landzert, *Beiträge zur Craniologie*. Francfort, 1867, in-4°, s. 14). Mais les deux lignes qu'il avait écrites à ce sujet étaient oubliées, lorsque M. Ecker a repris la question sur

s'étend, sur la gouttière basilaire, jusqu'au bord supérieur de la lame carrée ; là, en faisant abstraction de la dépression de la selle turcique, on voit que la base de l'encéphale change brusquement de direction pour se porter en avant, en faisant avec le plan du clivus un angle très-variable encore, que l'on peut appeler d'une manière générale l'*angle sphénoïdal*.

Ce nom général exprime l'idée d'un changement de direction qui s'effectue au niveau du sphénoïde, fait dont l'importance, entrevue par M. L. Fick (1), et démontrée par M. Virchow, a été confirmée par les recherches de MM. Lucæ, Welcker et Landzert. Mais, qu'est-ce que l'angle sphénoïdal ? Quels sont les points de repère des lignes qui le forment ? Les auteurs sont loin de s'entendre à ce sujet. M. Welcker, qui a donné les points de repère les plus précis, place comme M. Virchow le sommet de l'angle de la selle (*Sattelwinkel*) sur le bord antérieur de la selle turcique, et tire de là deux lignes : l'une vers le basion, l'autre vers la racine du nez. Mais les autres auteurs placent le sommet plus en arrière, vers le bord postérieur de la selle, au point virtuel où se coupent la ligne du clivus et la ligne qui représente le prolongement du *planum sphenoidale* (surface olfactive du sphénoïde ou face supérieure du sphénoïde antérieur) ; de là, M. Fick tire une ligne vers la racine du nez, tandis que M. Landzert suit simplement la direction du *planum sphenoidale*, et obtient ainsi, pour le côté supérieur de son angle, une ligne qui va aboutir, sur le profil du crâne, à une distance variable de la racine du nez. On mesure donc l'angle sphénoïdal de plusieurs manières très-différentes, et ce qu'il y a de plus utile à constater ici, c'est que les conclusions qui découlent de ces mensurations changent beaucoup, au point de devenir contradictoires, lorsque l'on adopte tel ou tel procédé. Pourquoi ces contradictions ? Parce que la direction de la base du crâne en avant du clivus dépend de plusieurs variables, parce que la direction de l'ethmoïde ne fait pas exactement suite à celle du sphénoïde, et parce qu'enfin la racine du nez ne correspond exactement ni au niveau de la face supé-

de nouvelles bases, l'a développée et en a fait ressortir l'importance. (A. Ecker, *Uber die verschiedene Krümmung des Schädelsrohres, etc.*, dans *Archiv fur Anthropologie*, 1870. Bd IV, s. 296).

(1) Ludwig Fick, *Uber die Architectur der Schadels der cerebrospinal organismen*, dans Muller's *Archiv per anat. and phyrdolgue*, 1853, s. p. 128.

rieure du sphénoïde antérieur, ni au niveau de celle de l'ethmoïde.

Ainsi la position relative du basion et de la racine du nez est la résultante d'un grand nombre de conditions diversement combinées suivant les individus, suivant les races et suivant les espèces. Ce n'est pas tout; il n'y a pas à considérer seulement les changements successifs de la direction de la base de l'endocrâne ; il faut tenir compte encore des dimensions linéaires, car les effets des variations angulaires dépendent de la longueur des côtés des angles qui se succèdent, et l'on sait que la longueur de ces côtés ne présente aucune fixité.

C'est de la combinaison de ces nombreux éléments variables que résulte le degré d'inclinaison de la ligne naso-basilaire, et l'on conçoit que si, chez un individu, d'ailleurs normal, ils varient tous dans le même sens, la direction de la ligne naso-basilaire puisse être gravement perturbée.

Voilà comment l'angle basilaire peut exceptionnellement, chez quelques individus de nos races inférieures, atteindre, ou même dépasser d'un degré, comme je l'ai vu une fois, la limite des écarts individuels observés chez certains singes supérieurs.

Cet entre-croisement, quelque exceptionnel qu'il soit, suffit pour démontrer l'insuffisance du procédé. Un pareil résultat ne se produirait pas si l'on déterminait la direction du trou occipital par rapport à une ligne vraiment fixe, à une ligne indépendante des conditions qui produisent dans l'architecture du crâne des modifications partielles, des variations locales. Mais il n'existe dans le crâne aucune ligne anatomique de ce genre. La ligne la moins variable, celle du plan alvéolo-condylien, est encore soumise à des variations assez étendues. D'ailleurs, ce que nous devons chercher, pour apprécier l'attitude de la tête, ce n'est pas l'inclinaison de la ligne du trou occipital sur telle ou telle ligne crânienne : c'est la direction qu'elle affecte par rapport à l'horizon dans la station naturelle.

Or, on a vu, dans le paragraphe précédent, que le vrai plan horizontal de la tête, est le plan biorbitaire. C'est donc par rapport au plan biorbitaire, c'est-à-dire au plan des deux aiguilles orbitaires, que la direction du trou occipital doit être déterminée. Elle l'est au moyen de l'*angle orbito-occipital*.

En substituant ce nouveau mode de détermination à ceux qui ont été usités jusqu'ici, j'ai vu disparaître ce qu'il y a de choquant et de paradoxal dans les résultats fournis par l'étude de l'angle de Daubenton, du second angle occipital et de l'angle basilaire. L'angle orbito-occipital présente chez l'homme des oscillations assez étendues ; mais la limite supérieure de ces oscillations reste bien au-dessous de la limite inférieure qu'on observe chez les singes de toute espèce, de tout sexe, et même de tout âge, si l'on fait abstraction de la courte période qui précède l'éruption des premières dents de lait; de sorte que jamais, pas même en cas d'anomalie extrême, un individu humain ne peut venir se confondre avec les autres animaux.

Ce résultat est assez intéressant pour qu'il y ait lieu de ne pas reculer devant la difficulté de l'étude de l'angle orbito-occipital, difficulté moindre d'ailleurs qu'on ne pourrait le croire au premier abord. Il y a même un procédé, le procédé graphique, qui ne diffère pas des procédés usuels, mais il est très-lent et ne se prête pas à des recherches étendues. L'autre procédé, le procédé trigonométrique, est au contraire très-rapide et il est même très-simple dans la pratique ; mais il se rattache à une méthode encore peu connue et toute spéciale, qui exigera des explications assez détaillées. J'espère que le lecteur me pardonnera ces détails, en vue de l'importance du but à atteindre.

§ 3. MENSURATION DE L'ANGLE ORBITO-OCCIPITAL PAR LE PROCÉDÉ GRAPHIQUE.

Ce procédé consiste à pratiquer sur le crâne une coupe médiane bien verticale, à dessiner par un moyen géométrique cette coupe médiane, ainsi que l'aiguille orbitaire fixée préalablement dans l'orbite correspondante, et enfin à mesurer sur ce dessin, à l'aide d'un rapporteur, l'angle d'inclinaison de la ligne du trou occipital sur la ligne orbitaire. (Voy. les six figures de la planche 1.)

Quelques précautions sont nécessaires pour l'exécution correcte de ce dessin. Il faut en premier lieu que le demi-crâne soit fixé dans une position qui rende la coupe médiane parfaitement verticale. J'ai fait construire à cet effet un craniophore qui m'est très-commode, mais que l'on me dispensera de décrire, parce qu'on put très-bien s'en passer. En faisant reposer les condyles sur un support plan, en plaçant des étais sous les dents et d'autres étais sous la partie externe du demi-crâne, il est toujours facile de rendre vertical le plan de la coupe ; un petit fil à plomb, descendant du vertex sur le basion, permet de constater que la verticalité est parfaite.

Il faut en second lieu que le plan de la coupe soit rendu exactement parallèle au plan du dessinateur mécanique. Cela est très-facile lorsqu'on se sert du diagraphe ou du stéréographe; mais il faudrait une installation très-compliquée et d'une exactitude très-douteuse, si l'on voulait se servir d'un dessinateur horizontal, tel que l'appareil de Lucæ.

Quant à l'aiguille orbitaire, on doit s'assurer qu'elle est placée exactement dans l'*axe* de l'orbite; mais il n'y a point d'ailleurs à s'occuper de sa direction; tantôt elle monte, tantôt elle descend; cela varie suivant la direction que l'on a donnée à la base du crâne. La seule chose essentielle, c'est la verticalité parfaite du plan de la coupe; car il suffit d'écarter tant soit peu la coupe de cette direction, pour voir l'aiguille orbitaire s'incliner ou se relever d'une manière notable.

Lorsque toutes ces précautions sont prises, le procédé est d'une rigueur parfaite. L'aiguille orbitaire n'est pas parallèle au plan médian; son inclinaison est donc moindre que celle du plan biorbitaire; mais, sur notre dessin, elle est reportée par projection dans le plan médian; notre ligne orbitaire représente donc exactement la direction du plan biorbitaire.

Le dessin une fois fait, on trace avec la règle la ligne du trou occipital, et il ne s'agit plus que de mesurer l'inclinaison de cette ligne sur la ligne orbitaire. On le fait aisément avec un rapporteur lorsque les deux lignes se coupent dans les limites du papier. Mais lorsqu'elles sont peu inclinées l'une sur l'autre, l'intersection se ferait très-loin. On mesure alors leur angle, soit au rapporteur, au moyen d'une parallèle, soit par la méthode trigonométrique qui sera décrite plus loin.

Le procédé graphique a l'avantage d'être applicable indistinctement à tous les animaux, quelque grand que soit l'angle à mesurer, et quelque divergents que soient les axes orbitaires; on verra au contraire tout à l'heure que le procédé trigonométrique doit être réservé pour les cas où l'angle d'inclinaison est inférieur à 60 degrés, et où en outre l'angle de divergence des axes orbitaires ne dépasse pas 60 degrés; ces deux conditions ne sont réunies que chez l'homme et les singes; pour appliquer aux autres animaux le procédé trigonométrique, il faudrait y introduire de trop grandes complications.

Le procédé graphique doit donc recevoir la préférence dans les recherches d'anatomie comparée qui concernent les mammifères d'un ordre inférieur à l'ordre des primates. Mais d'une part il n'est applicable qu'aux crânes bien régulièrement sciés en long, et ne saurait, par conséquent, être d'un usage général; d'autre part, il exige l'emploi du diagraphe ou du stéréographe, instruments assez coûteux; enfin il nécessite une grande perte de temps, car il faut au moins une heure pour disposer convenablement le demi-crâne, pour le dessiner avec le soin le plus scrupuleux, pour repasser purement le dessin au crayon fin ou à la plume; et l'opérateur est obligé de tout faire lui-même; il ne peut répondre que de ce qu'il a exécuté de ses propres mains; l'opisthion et le basion qui déterminent la ligne occipitale sont tellement rapprochés l'un de l'autre, que si l'un d'eux est abaissé d'un seul millimètre, la direction de la ligne change de près de 2 degrés. Le procédé devient donc tout à fait trompeur lorsqu'il n'est pas appliqué avec une précision absolue, par l'observateur *lui-même;* et le temps que l'on consacre ainsi à la mensuration de l'angle orbito-occipital d'un seul crâne suffirait pour faire cette mensuration, par le procédé trigonométrique sur plus de soixante crânes. Le procédé graphique ne répond donc pas aux besoins de la craniologie anthropologique, car il ne permet pas de multiplier suffisamment les observations. Les types humains sont trop voisins les uns des autres, ils forment un série trop continue, pour que l'on puisse les étudier en comparant entre eux un petit nombre d'individus; quel que soit le caractère que l'on considère, on trouve toujours que les écarts individuels franchissent les limites des races et des types, que certains Européens, par exemple, sont plus prognathes que certains nègres, que par conséquent le parallèle des races doit reposer sur l'étude des *moyennes* et non sur l'étude de tel ou tel *cas particulier*. Les recherches anthropologiques exigent donc des procédés rapides, applicables à de grandes séries, et il est évident que le procédé graphique est trop lent pour remplir cette indication. J'ai exécuté, d'après ce procédé, vingt dessins de craniologie humaine et trente dessins d'anatomie comparée; j'en ai formé un album qui est déposé dans le laboratoire d'anthropologie; je ne regrette pas le temps que j'y ai employé, car les dessins des coupes médianes du crâne se prêtent à un grand nombre de recherches intéressantes; on y mesure aisément la plupart des angles de la face et de la base du crâne, et c'est sur ces dessins que j'ai, pour la première fois, compris la signification de l'angle orbito-occipital. Mais le fait général une fois constaté, lorsque j'ai voulu pénétrer dans les détails, j'ai reconnu la nécessité de multiplier les observations et de recourir pour cela à un procédé plus rapide et plus pratique. Ce procédé m'a été fourni par la méthode trigonométrique, que j'ai déjà exposée amplement ailleurs, mais que j'ai simplifiée depuis et que je dois résumer ici avant de l'appliquer à la mensuration de l'angle orbito-occipital.

§ 4. RÉSUMÉ ET SIMPLIFICATION DE LA MÉTHODE TRIGONOMÉTRIQUE.

Lorsque deux lignes crâniennes se coupent, sur la surface du crâne, en un point où l'on peut placer le centre ou l'axe d'un instrument, l'angle intercepté par ces deux lignes peut ordinairement être mesuré directement à l'aide d'un goniomètre. Mais lorsque la position du sommet de l'angle est indéterminée, les goniomètres *directs* ne sont pas applicables, et si l'on peut quelquefois se servir d'un goniomètre *indirect*, tel que le goniomètre pariétal de M. de Quatrefages, c'est seulement à la faveur de conditions toutes spéciales, au nombre desquelles la solidité des points d'appui tient le premier rang. Lorsqu'on est privé de cette ressource, il reste une autre méthode, sûre et rapide, et en réalité très-simple : c'est la méthode trigonométrique.

Elle consiste à mesurer, au lieu de l'angle lui-même, l'un de ses éléments trigonométriques. L'élément le plus commode à mesurer est le sinus de l'angle, rapporté à un rayon de 10 centimètres. Connaissant la valeur du sinus en millimètres, on trouve immédiatement la valeur de l'angle en degrés sur la table des sinus; j'ai dressé à cet effet un petite table extraite des grandes tables des géomètres, et quoique je l'aie déjà publiée, en 1873, dans les *Bulletins de la Société d'anthropologie* (p. 176), il ne me semble pas inutile de la reproduire à la fin du présent mémoire. (Voir le tableau n° 1.)

Les cosinus sont également indiqués sur cette table, parce que, dans certains cas où les angles dépassent 60 degrés, il y a avantage à se servir des cosinus plutôt que des sinus.

On peut encore déterminer l'inclinaison d'une ligne en mesurant l'abscisse et l'ordonnée d'un point quelconque de cette ligne, sans se préoccuper de la longueur du rayon. Le rapport des deux coordonnées donne la tangente de l'angle d'inclinaison. C'est ainsi que M. Topinard a pu transformer ses indices de prognathisme en mesures angulaires.

De ces divers procédés trigonométriques, le plus simple est celui qui consiste à mesurer le sinus pour un rayon de 10 centimètres. C'est celui que j'emploie exclusivement pour déterminer le degré d'obliquité des divers plans crâniens.

On l'applique de la manière suivante : Après avoir mis en place les deux aiguilles orbitaires (ou au moins l'une d'elles), on dispose le crâne sur le craniostat, de telle sorte que le plan mis à l'étude

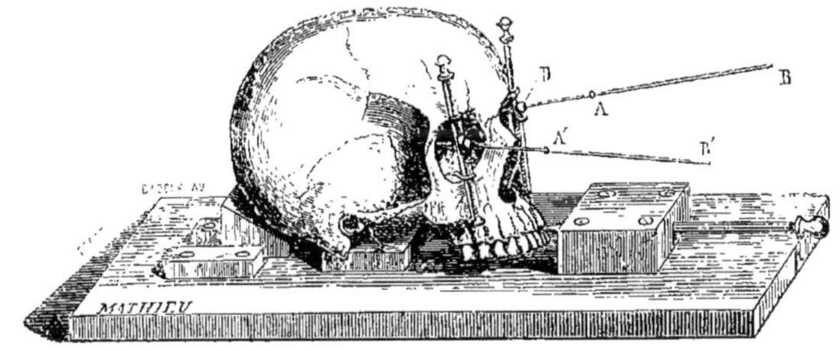

Fig 7. — Le crâne sur le craniostat suivant le plan alvéolo-condylien.

soit horizontal. Si, dans cette attitude, les aiguilles sont dirigées en haut, l'angle est dit *positif;* si elles sont dirigées vers le bas, il est *négatif;* il est nul, si elles sont horizontales. En le mesurant, on connaît l'inclinaison du plan que l'on étudie sur le plan biorbitaire. Lorsqu'on veut connaître l'inclinaison d'un plan sur un autre, on mesure l'angle d'inclinaison de chacun d'eux par rapport au plan biorbitaire, et on obtient ainsi deux chiffres que l'on retranche l'un de l'autre, s'ils sont de même signe, que l'on additionne s'ils sont de signes contraires. On voit que la méthode se prête à des applications nombreuses et diverses; mais toutes, en réalité, se réduisent à une seule détermination, qui est celle-ci : *le crâne étant posé sur le craniostat ou sur une table d'une manière quelconque — pourvu toutefois que son plan médian soit vertical — mesurer l'angle d'inclinaison du plan biorbitaire par rapport au plan de la table.*

Pour cela, on fixe sur l'aiguille orbitaire, à 100 millimètres de son extrémité extérieure B, une marque très-visible A, constituée par un petit bouton métallique, fig. 8 (voyez aussi, sur la fig. 7, les aiguilles orbitaires en place). On mesure alors en millimètres la hauteur du point A et celle du point B au-dessus du niveau de la table XX'. La différence de ces deux hauteurs BD et AH donne le sinus de l'*angle de l'aiguille;* car, si l'on mène l'horizontale AI, l'angle BAI sera égal à l'angle de l'aiguille, et BI sera le sinus de cet angle pour un rayon de 100 millimètres. Le sinus étant mesuré, la table trigonométrique donne immédiatement la valeur de l'angle. Cette mesure linéaire est plus précise que celles que donnent les goniomètres craniométriques, car on sait que ceux-ci

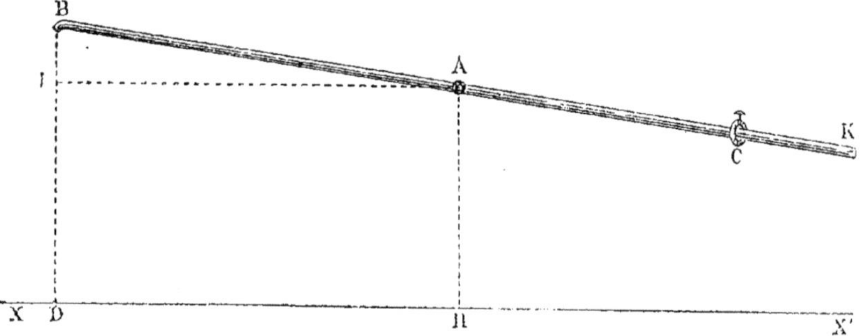

Fig. 8. — L'aiguille orbitaire BK, demi-grandeur; AB, = 100 millimètres; A, bouton fixe; C, curseur.

comportent une erreur de 1 degré; les mesures linéaires, il est vrai, comportent une erreur de 1 millimètre, mais une différence de 1 millimètre sur le sinus ne produit sur les petits angles qu'une différence d'un demi-degré. Sur les angles qui atteignent 50 ou 60 degrés, la différence correspondant à 1 millimètre de sinus s'élève à 1 degré et le résultat est encore valable; mais au-delà de 60 degrés les différences angulaires s'accroissent de plus en plus, de sorte que la détermination de l'angle par les sinus ne nous donnerait plus de sécurité. Voilà pourquoi le procédé de mensuration par les sinus, ainsi que je l'ai déjà annoncé, n'est pas applicable aux angles de plus de 60 degrés.

Par abréviation, nous nommons θ l'angle de l'aiguille. Si BD est plus grand que AH, sin θ et θ sont positifs; ils sont négatifs au contraire si AH est plus grand que BD. Enfin, si les deux hauteurs sont égales, l'angle θ est nul ainsi que son sinus.

Quoique le passage du sinus à l'angle soit obtenu instantanément avec la table des sinus simplifiée qui est annexée à ce mémoire, on peut rendre la recherche plus rapide encore au moyen de la règle trigonométrique que j'ai fait construire par M. Tavernier. Sur cette règle, longue de 10 centimètres (fig. 9), les divisions gravées aux diverses hauteurs indiquent, non pas les sinus, mais les angles eux-mêmes. Par exemple, la 19e division, marquant 19 degrés, se trouve placée à 32^{mm},56 au-dessus du zéro. C'est parce que, dans un cercle de 10 centimètres de rayon, un sinus de 32^{mm},56 correspond à un angle de 19 degrés. La règle ainsi graduée glisse verticalement sur la branche verticale d'une équerre qui vient affleurer successivement les points A et B (fig. 8). On pose d'abord l'équerre contre le point le moins haut, en A par exemple, et on amène le zéro de la règle au niveau de ce point ; puis on transporte l'équerre et la règle contre le point B, et la division de la règle qui affleure ce point B donne directement la valeur de l'angle θ, sans que l'on ait besoin de s'occuper du sinus de cet angle (1).

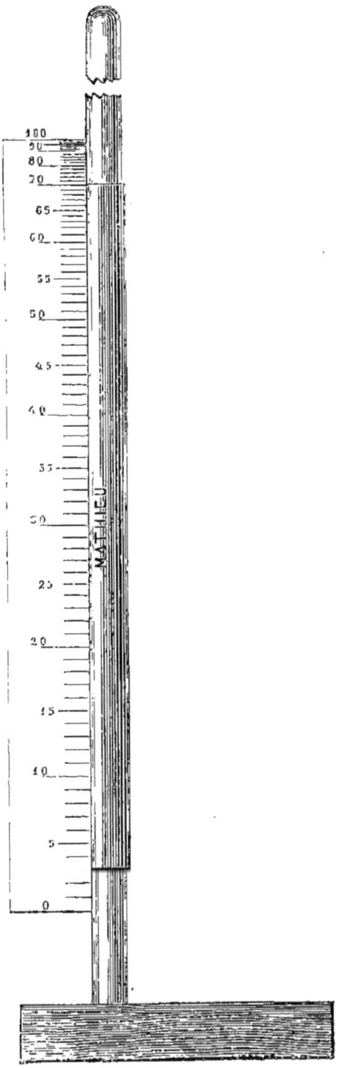

Cette règle simplifie beaucoup le procédé et peut être employée empiriquement même par les personnes les plus étrangères à la géométrie. Mais c'est un instrument spécial, tandis qu'une règle millimétrique quelconque suffit pour faire la mensuration par les sinus. Il y a d'ailleurs à faire, dans certains cas, une *correction* qui exige l'emploi de la table trigonométrique. La règle ne peut donc pas toujours remplacer celle-ci.

Fig. 9. — La règle trigonométrique montée sur son équerre (gr. nat.).

La *correction* dont je viens de parler est nécessitée par la divergence des aiguilles orbitaires. Si celles-ci étaient parallèles au plan médian du crâne, l'angle θ (l'angle de l'aiguille) mesurerait exactement l'inclinaison du plan biorbitaire sur le plan du craniostat ;

(1) La règle trigonométrique montée sur son équerre se vend chez M. Mathieu.

il n'en est rien; dès lors l'angle de l'aiguille est plus petit que l'angle d'inclinaison du plan biorbitaire, et il lui est d'autant plus inférieur que les aiguilles orbitaires sont plus divergentes. Mais ce degré de divergence est facile à mesurer : c'est la moitié de l'angle biorbitaire, dont la mensuration se fait très-exactement par la méthode trigonométrique. J'ai indiqué ailleurs le procédé trigonométrique applicable à ce cas particulier (1), et j'ai donné en outre le tableau des grandes variations que présente l'angle biorbitaire dans la série des mammifères (2). L'angle biortaire étant représenté par 2ρ, l'angle d'inclinaison du plan biorbitaire par γ, et l'angle de l'aiguille enfin par θ, les relations de ces trois angles sont données par la formule suivante :

$$\sin \gamma = \frac{\sin \theta}{\cos \rho}$$

Tout cosinus étant plus petit que l'unité et cos ρ étant en dénominateur, la formule montre clairement que sin γ est toujours plus grand que sin θ, et par conséquent que γ est plus grand que θ. La différence est d'autant plus forte que cos ρ est plus petit, ou, ce qui revient au même, que l'angle ρ est plus grand.

Ainsi, connaissant l'angle de l'aiguille et l'angle biorbitaire, on peut toujours obtenir le véritable angle d'inclinaison du plan biorbitaire, à l'aide d'un calcul assez facile, mais qui exige cependant une certaine connaissance des opérations trigonométriques. J'ai indiqué tous les détails de ce calcul dans mes trois mémoires sur *le plan horizontal de la tête* et sur *l'angle alvéolo-condylien* (3). J'ai dû le faire, parce qu'on ne peut se passer de la formule de correction dans les recherches étendues à toute la série des mammifères. Alors en effet, on voit que l'angle biorbitaire 2ρ est très-variable. Il peut aller jusqu'à 150 degrés, c'est-à-dire que ρ peut atteindre 75 degrés et cos ρ descendre jusqu'à 0,25, de sorte que sin γ peut devenir quatre fois plus grand que sin θ. D'un autre côté, l'angle 2ρ peut se réduire à 34 degrés; alors sin ρ s'élève à 0°,95 et il n'y a plus qu'une différence d'un vingtième entre les deux sinus. Par conséquent, lorsque l'on compare entre eux des ani-

(1) *Bulletins de la Société d'anthropologie*, 2 janvier 1873, p. 85.

(2) *De l'angle biorbitaire en anatomie comparée et en anthropologie*, dans *Bull. de la Soc. d'anthropologie*, 6 février 1873, p. 161. Voir aussi le tableau de la p. 178.

(3) *Bull. de la Soc. d'anthrop.*, 1873, p. 78, p. 154 et surtout p. 557.

maux chez lesquels le degré de divergence des yeux est très-différent, on ne peut se soustraire à la nécessité des calculs de correction.

Mais si l'on se borne à l'étude des races humaines et des singes, la question se simplifie beaucoup, car alors l'angle biorbitaire ne varie plus que très-peu. Cet angle est un peu plus petit chez les anthropoïdes que chez l'homme. Chez les premiers, il varie entre 34 et 46 degrés, de sorte que ρ est compris entre 17 et 23 degrés et que cos ρ est compris entre 0°,95 et 0°,92. Chez l'homme, 2ρ varie entre 40 et 54 degrés, ρ entre 20 et 27 degrés, et cos ρ entre 0°,93 et 0°,88. Enfin, chez les singes non anthropoïdes, les variations de ρ et de cos ρ sont comprises dans les mêmes limites que chez l'homme. Or, les différences de la valeur de cos ρ n'exercent qu'une influence presque insignifiante sur les résultats fournis par la formule de correction. Par exemple, si l'on suppose que sin θ soit égal à 18 millimètres (ce qui donne $\theta = 10°,37$), et si l'on applique la formule en faisant successivement cos ρ égal au maximum de 0°,95 et au minimum de 0°,88, on trouve que la valeur de sin γ sera, dans le premier cas de 18^{mm},95, dans le second cas, de 20^{mm},04, d'où l'on tirera pour γ les deux valeurs de 10°,92 et de 11°,55. Les plus extrêmes variations de l'angle biorbitaire, considérées à la fois chez l'homme et chez tous les singes ne peuvent donc modifier le résultat de plus de six dixièmes de degré, qui équivalent seulement à la dix-neuvième partie de la valeur de cet angle. Par conséquent, si nous convenons de donner à cos ρ une valeur constante, intermédiaire entre les deux extrêmes, notre résultat, pour un angle de 10 degrés environ, sera exact, à trois dixièmes de degré près. Cette approximation est plus que suffisante ; elle est supérieure à celle qu'exigent les recherches craniologiques, puisque nos goniomètres, je le répète, ne mesurent les angles qu'à 1 degré près.

Cela posé, l'angle biorbitaire moyen des races humaines étant de 47 degrés, on peut convenir d'attribuer à ρ la valeur constante de 23°,5, ce qui donne pour cos ρ la valeur constante de 0,916.

D'après cette donnée, j'ai calculé la différence entre γ et θ pour toutes les valeurs de θ inférieures à 60 degrés, et j'ai dressé un tableau à l'aide duquel on peut passer immédiatement de la valeur de θ à celle de γ, sans avoir besoin de recourir à la formule de correction (1). Mais ensuite, en examinant ce tableau, j'ai reconnu qu'on pouvait très-bien s'en passer au moyen des règles suivantes :

On obtient γ en ajoutant à θ un *augment* qui est une fraction de θ, savoir :

Valeurs de θ.		Valeurs de l'augment.
De 0 à 30	degrés	un *dixième* de θ
De 31 à 40	—	un *neuvième* de θ
De 41 à 50	—	un *huitième* de θ
De 51 à 55	—	un *septième* de θ
De 55 à 60	—	un *sixième* de θ

Ces règles sont applicables à tous les animaux chez lesquels l'angle biorbitaire ne dépasse pas sensiblement 54 degrés, c'est-

(1) Je donne ici, a titre de pièce justificative, un extrait de ce tableau :

Différence entre γ et θ lorsque cos ρ = 0 916.

Sinus en millim.		Angles en degrés.		Différence	Rapport
Sin. θ.	Sin. γ $= \frac{\text{sin. } \theta}{0.916}$	θ	γ	γ—θ en degrés.	de la différence à θ.
0	0	0	0	0	
1	1.09	0.57	0.62	0.05	1 : 11
2	2.18	1.14	1.24	0.10	1 : 11
5	5.45	2.87	3.12	0.25	1 : 11
9	9.82	5.16	5.63	0.47	1 : 11
18	19.65	10.37	11.32	0.95	1 : 11
26	28.38	15.07	16.49	1.42	1 : 10
35	38.20	20.48	22.50	2.02	1 : 10
43	46.94	25.47	28.00	2.53	1 : 10
50	54.58	30.00	33.08	3.08	1 : 10
58	63.31	35.45	39.28	3.83	1 : 9
65	71.03	40.55	45.26	4.71	1 : 9
71	77.51	45.24	50.82	5.78	1 : 8
77	84.06	50.36	57.11	6.75	1 : 8
82	89.51	55.02	63.49	8.47	1 : 7
86	93.88	59.32	69.86	10.54	1 : 6

On voit que pour les valeurs de θ inférieurs à 10 degrés, la différence vraie serait d'un onzième ; mais sur des valeurs aussi petites, le dixième ne se distingue du onzième qu'à la seconde décimale ; on peut donc adopter l'augment d'un dixième pour tous les angles compris entre 0 et 30 degrés, sans que l'erreur puisse jamais atteindre un dixième de degré. Pour les angles de 30 à 40 degrés l'augment, fixé à un neuvième, ne s'écarte jamais de l'augment réel de plus d'un tiers de degré ; enfin les augments attribués aux angles plus grands, jusqu'à 59 degrés, ne donnent jamais une erreur d'un demi-degré. Ces erreurs sont inférieures à celles des goniomètres crâniens.

à-dire à tous les hommes et à tous les singes (parmi lesquels je ne range pas les lémuriens). Dans tous les autres ordres de mammifères, l'angle biorbitaire est plus grand, et il faut recourir à la formule de correction. Ce calcul n'est sans doute pas difficile, et je l'ai fait souvent pour constater la concordance des résultats de la méthode trigonométrique et de la méthode graphique ; je pense, néanmoins, que celle-ci doit être choisie de préférence chez les animaux autres que les primates.

Mais chez les primates, — et l'anthropologie étend rarement ses recherches au-delà de cet ordre zoologique, — la méthode trigonométrique retrouve tous ses avantages, au point de vue de la rapidité, de la sécurité, j'ajoute même au point de vue de la facilité et de la simplicité ; car si j'ai cru devoir l'exposer par principes, pour prouver qu'elle mérite toute confiance, je puis la ramener maintenant à des règles qui permettent de l'appliquer par routine.

Ce procédé simplifié se réduit aux trois actes suivants :

1° *Disposer le crâne*. On introduit dans l'une des orbites une aiguille orbitaire, et on place le crâne sur le craniostat, de telle sorte que le plan dont on veut mesurer l'inclinaison soit rendu horizontal.

C'est la partie la plus longue du procédé. Le placement de l'orbiostat et l'introduction de l'aiguille orbitaire se font en une ou deux secondes ; mais les moyens à employer pour donner au crâne l'attitude cherchée varient suivant la nature du plan crânien mis à l'étude. Avec un outillage convenable d'équerres, de coins en bois et de pointes fixatrices, on abrége beaucoup le travail, qui est presque toujours terminé en moins d'une minute, et, pour certains plans, en cinq ou six secondes.

2° *Mesurer l'angle de l'aiguille* θ. Si l'on possède la règle trigonométrique, on la pose successivement sur les points A et B de l'aiguille, en commençant par le plus bas, et on lit directement sur la règle la valeur de l'angle θ, en degrés, le tout en une ou deux secondes.

Si l'on ne se sert pas de la règle, on mesure successivement la hauteur du point A et celle du point B ; la différence donne le sinus θ en millimètres et on l'inscrit avec son signe. C'est tout aussi prompt que la mensuration avec la règle ; mais il reste à chercher sur la table des sinus la valeur de l'angle θ. En réservant cette recherche pour la faire, après la séance, sur tous les sinus à la fois, on l'abrége considérablement, et elle exige à peine deux secondes par crâne.

3° *Obtenir la valeur de l'angle* γ. Ce travail se fait également après la séance. Il consiste à ajouter à θ l'augment indiqué ci-dessus, page 408. La plupart des angles mesurés étant au dessous de 30 degrés, l'augment est le plus souvent d'un dixième ; il s'obtient donc par un simple changement de virgule, et l'addition se fait en un clin d'œil.

On voit combien tout cela est simple et rapide. Avec le concours d'un garçon qui apporte les crânes et d'un aide, qui peut être le premier venu, on peut mesurer un angle sur plus de soixante crânes par heure. Cela permet d'étudier de grandes séries, conformément aux exigences de la craniologie positive qui, sans négliger l'examen des cas individuels, n'admet comme décisifs que les résultats moyens.

Telle est, dans sa généralité, la méthode trigonométrique, suivant le procédé des sinus. Je dois exposer maintenant l'application de ce procédé au cas particulier de l'angle orbito-occipital.

§ 5. MENSURATION DE L'ANGLE ORBITO-OCCIPITAL PAR LA MÉTHODE TRIGONOMÉTRIQUE.

Dans l'exposé général de la méthode trigonométrique, je me suis servi de la lettre γ pour désigner l'angle qui mesure l'inclinaison réelle d'un plan crânien *quelconque* sur le plan biorbitaire. Mais lorsqu'on étudie un angle en particulier, il est bon de lui donner un nom qui puisse le distinguer des autres. C'est ainsi que j'ai appelé α l'angle *alvéolo-condylien*, qui exprime l'inclinaison du plan de ce nom sur le plan biorbitaire. De même j'appellerai ω l'angle *orbito-occipital*, dont la double initiale *o* rappellera aisément à l'esprit cette lettre grecque.

La mensuration de l'angle orbito-occipital se fait par le procédé des sinus, sur lequel je n'ai pas à revenir. Mais je dois dire ici de quelle manière il faut disposer le crâne pour pouvoir procéder avec sécurité à la mensuration de l'angle orbito-occipital.

Il s'agit de remplir les deux indications suivantes : 1° que la ligne occipitale, étendue du basion à l'opisthion, soit horizontale ; 2° que le plan médian du crâne soit vertical.

On peut y parvenir de diverses façons ; j'indique celle qui m'a paru la plus commode et la plus sûre.

Le craniostat, nécessaire dans beaucoup d'autres cas, ne l'est nullement ici : une simple table suffit, pourvu qu'elle soit très-haute, car il faut que l'opérateur assis puisse aisément abaisser son œil jusqu'au niveau de la base du crâne.

Un parallélipipède de bois, haut de 10 à 12 centimètres et large de 5, sert de support. Une coulisse antéro-postérieure, pratiquée sur le milieu de sa face supérieure, reçoit le *chevalet*. C'est un petit prisme triangulaire en bois dur, dont la largeur et la hauteur sont représentées sur la figure 10, en grandeur naturelle, et dont la longueur doit être de 55 millimètres. L'arête supérieure B est un peu émoussée pour augmenter la solidité du point d'appui qu'elle fournit au crâne. Elle est parfaitement horizontale ; par conséquent, en appliquant sur elle l'opisthion et le basion, on est sûr que la ligne occipitale est horizontale. Mais le crâne n'a encore aucune fixité ; la main qui le maintient sur le chevalet peut le faire pencher à droite ou à gauche, en déviant plus ou moins le plan médian de la direction verticale. Or, une inclinaison, même légère, ferait varier de plusieurs degrés l'angle de l'aiguille. Il est donc nécessaire que le plan médian soit bien vertical. Il suffit, pour cela, de s'assurer que les condyles sont exactement à la même hauteur au-dessus du support. Je me sers, à cet effet, d'un coin de bois dur, assez large pour passer sous les deux condyles, présentant, à sa partie moyenne, une échancrure profonde, un peu plus large que la base du chevalet, et divisé ainsi en deux branches qui se terminent insensiblement en un bord tranchant (fig. 11).

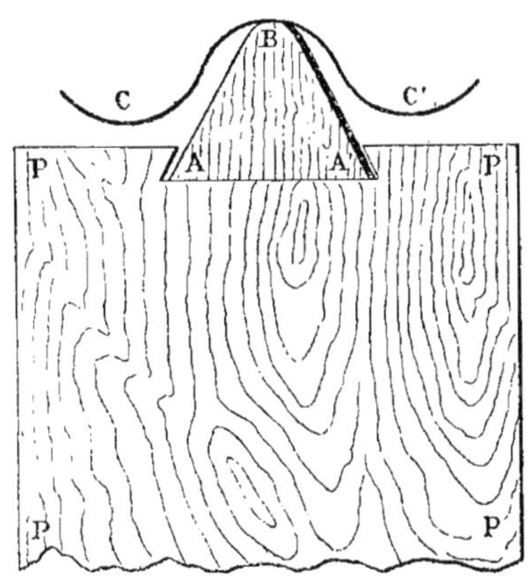

Fig. 10. — Le chevalet occipital sur son support (coupe transversale), grand. nat. PP, le support; AAB, le chevalet; CC', coupe des condyles de l'occipital.

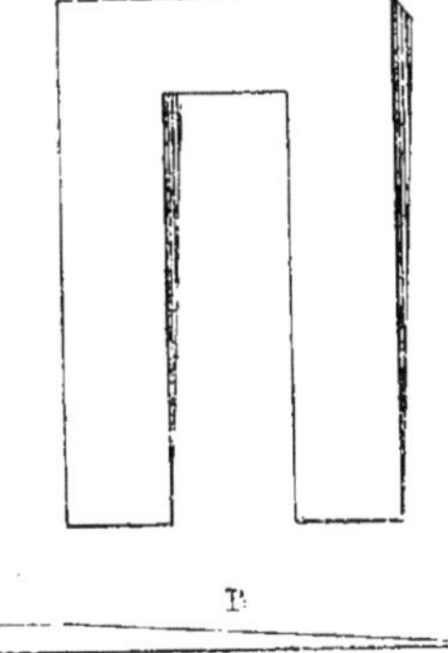
Fig. 11. — Le coin occipital (demi-grandeur).

Pendant que, de la main gauche, on tient la ligne occipitale du crâne appliquée sur le chevalet, de la main droite on introduit le coin occipital, d'arrière en avant, entre le crâne et la face supérieure du support, et on le pousse jusqu'à ce qu'il vienne toucher les deux condyles. L'opérateur examine lui-même la position du condyle gauche, qui est tourné de son côté ; son aide, placé du côté opposé, veille à la position du condyle droit. Lorsque les deux condyles reposent sur la face supérieure du coin, on s'assure que l'opisthion et le basion n'ont pas cessé de reposer sur le chevalet ; le crâne est alors dans la position voulue ; l'aide l'y maintient en appuyant sa main sur le vertex, et l'opérateur, libre de ses deux mains, n'a plus qu'à mesurer l'inclinaison de l'aiguille orbitaire, soit en mesurant le sinus, comme on l'a vu plus haut, soit en se servant de la règle trigonométrique, qui donne directement la valeur de l'angle.

Quelques légers obstacles résultent de la hauteur très-variable des condyles, au-dessus du support, et aussi de la conformation des bosses cérébelleuses, qui descendent quelquefois assez bas pour empêcher le coin d'atteindre les condyles. On remédie à ce dernier inconvénient en introduisant le coin d'avant en arrière, et il est commode, pour cela, d'avoir un second coin moins long que le premier. La hauteur du chevalet est suffisante pour que les condyles les plus saillants puissent trouver place entre le niveau du trou occipital et celui du support ; mais lorsque les condyles sont peu saillants, leur hauteur au-dessus du support est supérieure à l'épaisseur du coin occipital ; il faut donc glisser sous ce coin une planchette bifide ou un autre coin, ou encore, ce qui est bien plus commode, il faut se munir d'un second chevalet, plus bas que le premier.

On fait face à tous les besoins à l'aide de deux chevalets, faisant, au-dessus du plan du support, des saillies de 12 et de 7 millimètres. Tous deux peuvent glisser librement dans la coulisse du support ; on les change avec la plus grande facilité.

Lorsque l'un des condyles est cassé, le procédé n'est pas applicable ; il faut alors recourir à quelque autre moyen d'orientation. Le plus sûr consiste à introduire une aiguille dans chaque orbite et à fixer le crâne dans la position qui donne aux deux aiguilles la même obliquité, mesurée par les sinus. Cela exige quelques tâtonnements, de sorte que, lorsque la série est suffisamment nombreuse, il est préférable de négliger les crânes dont les condyles sont cassés.

Ceci m'amène à traiter une petite question qui m'a préoccupé un moment. On sait qu'il est rare que la tête soit parfaitement symétrique. Ainsi, quel que soit le procédé d'orientation que l'on emploie, on est exposé à trouver quelque différence dans la direction des deux aiguilles orbitaires. L'orientation par les condyles, sous ce rapport, est loin d'être infaillible, et, quoiqu'elle m'ait paru moins défectueuse que toute autre, je dois reconnaître qu'elle laisse place, dans quelques cas, à des erreurs assez fortes. Généralement, l'inclinaison des aiguilles orbitaires est la même des deux côtés, à un demi-degré près. Mais quelquefois, la différence peut s'élever à 1 ou 2 degrés, et, une fois même, sur un crâne qui paraissait, d'ailleurs, bien conformé, je l'ai vue aller jusqu'à 3 degrés et demi (1).

J'avais supposé d'abord que cette asymétrie devait être attribuée à l'inégalité des condyles, disposition qui n'est pas très-rare ; mais, dans certains cas où les condyles étaient manifestement inégaux en hauteur, les aiguilles orbitaires se sont trouvées bien symétriques. C'est parce qu'il s'établit au-dessus des condyles une compensation qui ramène les yeux sur le même niveau. Je ne puis donc rapporter à une cause simple et déterminée l'asymétrie (le plus souvent, d'ailleurs, très-légère), que révèlent quelquefois les aiguilles orbitaires, et il n'y aurait qu'un moyen de supprimer cette irrégularité : ce serait d'orienter le crâne d'après les aiguilles elles-mêmes. Mais cela exige des tâtonnements assez longs et l'emploi d'un craniostat assez compliqué ; et, après m'être imposé ce surcroît de travail sur plusieurs séries, j'ai trouvé que les mêmes crânes, orientés par les condyles et munis d'une seule aiguille orbitaire, donnaient exactement les mêmes relevés sériaires. On conçoit, en effet, que l'asymétrie du crâne doive se produire tantôt dans un sens, tantôt dans un autre, et que les petits écarts individuels doivent bien vite se neutraliser dans les moyennes. Je suis donc revenu, sans inquiétude, au procédé le plus simple et le plus rapide, qui consiste à orienter le crâne par les condyles et à n'employer qu'une seule aiguille. Je n'ai recours à l'orientation par les aiguilles que lorsque les condyles sont cassés, ou lorsqu'il me semble utile de contrôler un résultat qui paraît plus ou moins anormal, ou enfin lorsque les crânes sont le siége d'une déformation artificielle ou pathologique.

(1) Sur les crânes artificiellement déformés d'Ancon, j'ai vu cette différence s'élever une fois à 7 degrés.

J'appelle l'attention sur une petite anomalie, qui peut modifier quelquefois, d'une manière assez grave, la direction de la ligne occipitale. On sait que, dans le développement de l'occipital, la petite région de l'opisthion est formée par un point d'ossification médian, appelé par Rambaud *le granule de Kerkring*. Cette petite pièce complémentaire, qui se soude avec le reste de l'os peu de temps après la naissance, constitue le bord postérieur du trou occipital, et son contour est généralement situé dans le plan même du trou occipital ; de sorte que la ligne opisthio-basilaire, c'est-à-dire la ligne occipitale, représente exactement la direction de ce plan.

Mais quelquefois le granule de Kerkring s'accroît trop ou trop peu, et alors l'opisthion se trouve situé au-dessous ou au-dessus du plan général du trou occipital. Dans le premier cas, qui est fort rare, l'angle orbito-occipital est diminué (ou augmenté numériquement, s'il est négatif) ; il n'est, d'ailleurs, que faiblement modifié, et il n'y a pas lieu de s'en préoccuper. Mais, dans le second cas, le bord postérieur du trou occipital présente, au niveau de l'opisthion, une sorte de golfe que j'appelle *l'échancrure opisthiaque*, et lorsque, en même temps, la région cérébelleuse remonte rapidement, comme cela est fréquent dans les races inférieures, l'opisthion peut se trouver élevé de plusieurs millimètres ; il en résulte que la ligne occipitale est plus inclinée d'arrière en avant que le vrai plan du trou occipital, et que l'angle orbito-occipital est indûment augmenté de plusieurs degrés (ou diminué numériquement, s'il est négatif). Avec un peu d'attention, on peut corriger cette erreur ; mais lorsque la série est assez nombreuse pour se prêter à des éliminations, il est plus simple de négliger les crânes qui présentent l'échancrure opisthiaque.

On doit négliger également les crânes sur lesquels existe le troisième condyle, anomalie très-rare dans les races des types caucasique et éthiopique, mais beaucoup moins rare dans les races du type mongolique. Ce troisième condyle, situé sur la ligne médiane, immédiatement au-devant du basion, pourrait abaisser notablement la ligne occipitale et accroître indûment l'angle orbito-occipital.

Je dois m'excuser d'avoir insisté si longuement sur les détails pratiques. Il m'a paru utile de fournir au lecteur le moyen de vérifier l'exactitude des résultats que j'ai obtenus et que je vais maintenant faire connaître.

§ 6. L'ANGLE ORBITO-OCCIPITAL CHEZ L'HOMME ET DANS LES RACES HUMAINES.

L'angle orbito-occipital peut être *nul*, *positif* ou *négatif*.

L'angle nul n'a pas besoin d'être défini. L'angle est négatif lorsque son sommet est dirigé en avant, c'est-à-dire lorsque la ligne occipitale va couper le plan biorbitaire en avant du trou occipital (voy. pl. I, fig. 1 et 2). Il est positif lorsque son sommet se dirige en arrière, c'est-à-dire lorsque la rencontre s'effectue en arrière du basion (pl. I, fig. 3 et suivantes).

L'angle négatif signifie que, lorsque l'aiguille orbitaire est horizontale, le basion est situé plus haut que l'opisthion ; l'angle positif signifie, au contraire, que le basion est situé plus bas que l'opisthion.

Ou encore, si la ligne occipitale est horizontale, l'angle est négatif quand l'aiguille orbitaire *monte*, négatif lorsqu'elle *descend*.

Cela posé, d'une manière très-générale, et abstraction faite de quelques cas exceptionnels sur lesquels je reviendrai tout à l'heure, l'angle orbito-occipital de l'homme adulte est négatif, contrairement à ce que l'on observe d'*une manière constante* chez tous les autres animaux. (Voir les figures de la planche I.)

Cet angle exprime le degré d'inclinaison du trou occipital, caractère dont les rapports avec l'attitude plus ou moins bipède ou quadrupède des animaux ne sont pas aussi absolus, sans doute, que le croyait Daubenton, mais sont bien réels cependant. Nous pourrons nous en convaincre en étudiant l'angle orbito-occipital de l'homme aux divers âges. Nous examinerons ensuite l'influence des arrêts de développement du crâne, puis, après avoir dit quelques mots de l'influence du sexe, nous nous occuperons plus en détail de celle de la race.

1° *L'angle orbito-occipital chez le fœtus, l'enfant et l'adulte.* — Les fœtus et les enfants sur lesquels j'ai fait mon relevé proviennent de la population parisienne. Je les comparerai donc avec les Parisiens adultes, chez lesquels l'angle ω est en moyenne de — 18°,2, avec un maximum de — 6°,5, et un minimum de — 29 degrés (ces chiffres étant négatifs, on comprend que le maximum doit correspondre aux plus petits chiffres).

J'ai mesuré l'angle orbito-occipital sur 17 fœtus et sur 34 enfants de zéro à quinze ans. Ces résultats sont consignés sur le tableau suivant :

Nos	Fœtus avant terme.	°
1	5 mois	+1.5
2	7 mois	+6.0
3	7 à 8 mois	—2.0
4	Id.	—0.5
5	8 mois	+6.0
6	8 à 9 mois	+5.0
7	Id.	+6.0
	Moyenne des 7 =	+ 3.14

Nos	Fœtus à terme. °
1	— 1.5
2	— 4.0
3	+ 2.5
4	0
5	+ 5.5
6	+ 2.0
7	+10.5
8	+ 2.5
9	+10.5
10	+ 3.0
Moyen. des 10 =	+3.10

Nos	Enfants de 0 à 1 an.	°
1	12 jours	+3.0
2	14 jours	—1.5
3	30 jours	0
4	42 jours	+1.5
5	2 mois	0
6	2 mois 10 jours	—3.5
7	5 mois	+2.5
8	8 mois	—2.0
	Moyen. des 8 =	0.00

Nos	Enfants de 1 à 9 ans.	
1	1 an	— 9.5
2	1 an 8 mois	—15.0
3	2 ans 1 mois	—26.5
4	2 ans 6 mois	—15.0
5	2 ans 8 mois	—16.0
6	4 ans	—20.5
7	5 ans	—20.5
8	6 ans	—16.0
9	7 ans	—22.0
10	Id.	—22.5
11	Id.	—14.5
12	Id.	—26.0
13	8 ans	—23.0
14	Id.	—22.0
15	8 ans et demi	—18.0
	Moyenne des 15 =	—19.13

Nos	Enfants de 10 à 15 ans.	
1	10 ans	—14.0
2	11 ans	—17.0
3	12 ans	—13.0
4	Id.	—14.0
5	14 ans	—19.0
6	Id.	—24.5
7	Id.	—18.0
8	Id.	—17.0
9	Id.	—22.0
10	15 ans	—16.0
11	Id.	—23.5
	Moyenne des 11 =	—18 00

Ces chiffres en disent plus que tous les commentaires. Ils montrent que l'angle orbito-occipital ne revêt le caractère humain qu'à partir du moment où l'enfant commence à marcher, c'est-à-dire à user de la station bipède. Cet angle ne se modifie pas sensiblement pendant le développement du fœtus. Il n'est ni plus grand ni plus petit, chez les sujets nés avant terme, que chez les fœtus à terme ; dans les deux cas il est ordinairement positif, quelquefois nul, et lorsqu'il est négatif, il ne descend que très-peu au-dessous de zéro. En moyenne, chez ces êtres qui sont destinés à prendre l'attitude bipède, mais qui n'ont encore aucune attitude, l'angle est positif et égal à environ + 3, chiffre peu inférieur à celui que donnent les chimpanzés nouveau-nés. Après la naissance, et pendant toute la première année, l'enfant ne marche pas encore, il apprend seulement peu à peu à dresser la tête, et il en résulte une modification légère qui ramène l'angle ω à zéro. Mais à un an, la scène change tout à coup. L'enfant commence à marcher; il prend rang parmi les bipèdes. A partir de ce moment l'angle est toujours négatif, et il parvient très-promptement à son état définitif. Pour savoir à quel âge précis cet état définitif est acquis, il faudrait des matériaux plus nombreux que ceux dont j'ai pu disposer; mais j'ai lieu de croire qu'après quatre ans, l'angle orbito-occipital ne change plus. Quoi qu'il en soit, cet angle qui, chez les Parisiens adultes, est de — 18°,20, est de — 18°,00 chez nos 11 enfants de dix à quinze ans, de — 19°,13 chez nos enfants d'un à huit ans, et comme des différences de 1 degré n'ont aucune signification dans des statistiques aussi courtes, on peut dire que l'âge, *en soi*, n'exerce aucune influence sur l'angle ω. Il y a un certain type fœtal, à angle positif, et un type de bipède à angle négatif, — et ce second type, qui diffère d'environ 21 degrés du type fœtal, le remplace rapidement au moment où l'enfant prend l'attitude bipède.

Il ne faut pas toutefois se hâter d'en conclure que l'angle orbito-occipital n'obéisse qu'à cette seule influence de l'attitude. L'étude des microcéphales va nous montrer qu'il peut être modifié en outre par les conditions qui nuisent à la croissance du crâne.

2° *L'angle orbito-occipital chez les microcéphales.* — J'ai décrit sous le nom de *demi-microcéphales* certains individus plus ou moins idiots, ou plutôt imbéciles, dont le crâne, assez bien conformé, ne diffère d'un crâne normal que par sa petitesse. J'ai donné ailleurs (1) les caractères craniométriques de ces crânes. Le musée de l'Institut anthropologique en possède dix qui proviennent de la grande collection Esquirol; tous ont été recueillis à Paris; c'est donc avec les crânes des Parisiens modernes qu'il convient de les comparer.

La série étant très-courte, il n'est pas étonnant que le minimum de — 26 degrés reste à 3 degrés au-dessous du minimum observé chez les Parisiens, mais il est digne de remarque que deux de ces crânes, sur dix, donnent les chiffres de — 3 et — 6,

(1) Broca, *Instructions craniologiques et craniométriques*. Dans *Mém. de la Soc. d'anthrop.*, 2e série, t. II, p. 148.

et dépassent par conséquent dans ce sens la limite reconnue sur les 55 crânes de la série normale. (Voir, à la fin du mémoire, le tableau n° 3.) En outre, la moyenne de — 13°,58 reste à près de 5 degrés au-dessous de la moyenne parisienne. Ainsi, lorsque l'accroissement du crâne est insuffisant, l'angle ω reste un peu plus rapproché de l'état fœtal qu'il ne l'est ordinairement.

Chez les vrais microcéphales, l'accroissement du crâne n'est pas seulement entravé, il est surtout altéré ; le cerveau n'est pas seulement plus petit, il est tératologique, et toutes les proportions du crâne et de la face sont perturbées. Mais, quoique cette dysharmonie soit déjà quelquefois apparente au moment de la naissance (1), elle ne s'aggrave que plus tard, et ne cesse de faire des progrès qu'après l'époque de la soudure basilaire.

Les enfants microcéphales, comme les autres enfants, subissent les effets de la station bipède lorsqu'ils commencent à marcher. Sur trois de ces crânes que j'ai étudiés, la moyenne de l'angle ω a été de — 15°,5 avec un maximum de — 5°,5, et un minimum de — 21. L'un des sujets est une négresse âgée de seize ans, mais encore tout enfantine par les formes (2); c'est elle qui a donné le maximum de —5°,5, peu différent de la moyenne normale des nègres. Les deux autres sont âgés de deux ans et demi et de huit ans; leur angle est de — 20 degrés et de — 21 degrés, et peu différent de la moyenne normale des Parisiens. L'angle ω de ces enfants microcéphales peut donc être considéré comme normal.

Mais sur nos microcéphales adultes qui sont tous Européens et qui sont au nombre de cinq, les résultats ont été bien différents (tableau n° 3). Voici les chiffres par ordre de décroissance : + 10 degrés, + 4 degrés, + 2°,5, + 1 degré, — 4°,5. La moyenne est donc de + 2°,6. *C'est la seule moyenne humaine qui soit positive.* Or, il est extrêmement probable que ces microcéphales, dans leur enfance, avaient, comme les précédents, un angle négatif et à peu près normal; ce n'est donc pas par la persistance de l'état fœtal, ce n'est pas par arrêt de déve-

(1) Voyez, *Bull. de la Soc. d'anthrop.*, 1875, p. 541, et 1876, p. 85, l'observation d'un cas de microcéphalie que j'ai constaté sur une fille de trois mois et demi.

(2) Nous possédons le squelette entier, qui nous a été donné par M. Baillarger.

loppement, qu'ils se sont séparés du type humain, et ce caractère en quelque sorte régressif ne peut être attribué qu'à l'irrégularité du développement de la tête et à la prédominance de la face sur le crâne, qui s'est produite à l'approche de l'âge adulte.

Il sera intéressant de rapprocher ces faits de ceux que nous signalerons plus loin, en parlant de l'angle orbito-occipital des singes.

3° *Influence du sexe.* — Cette influence m'a paru sans aucune signification. Elle est loin d'être nulle, car j'ai constaté, dans certaines séries, même nombreuses, des différences sexuelles de 3 et de 4 degrés; mais la différence est tantôt en faveur des hommes, tantôt en faveur des femmes, et elle est quelquefois à peu près nulle.

4° *Influence de la race.* — Le tableau n° 3, à la fin du mémoire, renferme tous les faits qui se rattachent à cette question. Je n'aurai donc à présenter ici qu'un assez petit nombre de remarques.

On trouvera dans ce tableau, pour chaque série, deux maxima, deux minima, et la moyenne. L'ordination des séries n'a pas été faite exclusivement d'après les chiffres des moyennes. J'ai ramené les séries aux trois grands types caucasique, mongolique et éthiopique, et je n'ai suivi l'ordre des chiffres de l'angle ω que dans le classement de chaque groupe en particulier. J'ai cru devoir séparer du groupe mongolique les Esquimaux, qui me paraissent constituer dans l'humanité un type spécial. Ce n'est pas ici le lieu de justifier cette appréciation, qui reposait déjà sur l'étude d'un grand nombre de caractères, et qui se trouve confirmée aujourd'hui par celle de l'angle orbito-occipital. On verra en effet sur ce tableau que la série des Esquimaux est celle qui a donné la moyenne la plus rapprochée de zéro.

Entre la moyenne de — 20°,2, donnée par la trop courte série des Croates, et celle — 3°,0, donnée par les Esquimaux, il existe un écart de 17 degrés, et ce caractère est par conséquent un de ceux qui peuvent être utilisés dans la description des races humaines, sinon dans leur classification. Sous le rapport hiérarchique, l'angle ω n'a qu'une valeur assez limitée. Ne parlant ici que des moyennes, *qui sont toutes négatives*, je pourrai ne considérer que l'ouverture de l'angle, et qualifier de *grands* les angles exprimés par les chiffres les plus forts. D'une manière générale, l'angle est plus grand dans les races caucasiques que dans les races mongoliques et éthiopiques; mais ces deux derniers groupes forment deux échelles à peu près parallèles, allant de — 15 à — 5 degrés pour les races du type mongolique, de — 14 à — 6 degrés pour les races du type éthiopique. Les Tasmaniens et les Australiens passent avant les nègres d'Afrique, ce qui est peu conforme aux autres données; les Polynésiens se trouvent au-dessous des nègres; enfin les quatre séries du rameau araméen des races caucasiques (Arabes, Egyptiens, Kabyles, Guanches) se trouvent au-dessous des Mexicains, et même des Tasmaniens. Ce caractère n'est donc pas hiérarchique. Mais il établit certains rapprochements qui ne sont pas sans intérêt, et par exemple le groupe araméen dont je viens de parler, donne des moyennes comprises entre — 10°,1 et — 12°,8, tandis que dans toutes les séries caucasiques de l'Europe moderne, les moyennes sont comprises entre — 14°,1 et — 20°,2. Les deux rameaux du groupe caucasique se trouvent par là nettement séparés. Un autre fait digne de remarque, c'est que, sur 316 crânes modernes de l'Europe, il n'y en a pas un seul où l'angle soit moindre que — 5 degrés, tandis que dans la série cinq fois moins nombreuse des crânes du rameau araméen il y a quatre cas où il descend au-dessous de — 2 degrés, et même une fois jusqu'à zéro.

Somme toute, ce caractère n'a qu'une portée ethnologique assez restreinte. Il établit une différence entre les races *modernes* de l'Europe et les autres races humaines, mais voilà tout, et cette différence s'atténue même beaucoup si l'on considère nos races préhistoriques. J'ai inscrit sur le tableau n 3°, dans le cinquième groupe, quatre séries françaises préhistoriques. Les trois premières, relatives à l'époque paléolithique et à l'époque néolithique, donnent un angle compris entre — 13°,9 et — 17°,9 et à peine différent de celui de nos races modernes. Mais la série des Gaulois du premier âge du fer ne donnent plus qu'un angle moyen de — 9 degrés, et la valeur ethnologique de l'angle orbito-occipital est trop peu certaine pour qu'il y ait lieu de chercher la cause de cette particularité.

5° *Etendue des variations de l'angle orbito-occipital chez l'homme.* — Le plus grand chiffre négatif, c'est-à-dire le vrai minimum de l'angle orbito-occipital, s'est présenté chez une femme, n° 36 de la série des Basques espagnols; ce chiffre s'est élevé chez elle à

— 39 degrés ; viennent ensuite un Auvergnat à — 35 degrés, une femme basque à — 34 degrés, et enfin six autres crânes d'Europe entre — 30 et — 34 degrés ; en tout huit cas où le chiffre a atteint ou dépassé — 30 degrés. Dans trois de ces cas, le crâne était platybasique, et quoique cette déformation coïncide fréquemment avec une inclinaison moyenne du trou occipital, elle est évidemment de nature à relever le basion et à exagérer l'angle dans le sens négatif ; mais dans les cinq autres cas, qui se sont présentés indistinctement chez les deux sexes, la conformation du crâne *paraissait* normale ; je dois ajouter toutefois que ces huit crânes exceptionnels appartenaient *tous* à des individus assez âgés, et j'ai lieu de croire que l'exagération de l'angle dans le sens négatif est un effet de la vieillesse. On sait que chez certains vieillards la résistance des os du crâne diminue, et l'on conçoit que le poids de la tête puisse alors amener la dépression de la région basilaire.

Ces chiffres négatifs de — 30 degrés et au delà ne s'observent que dans les races d'Europe. Dans toutes les autres races, la limite de — 25 degrés n'a jamais été dépassée.

L'autre extrémité de la série des variations empiète sur les chiffres positifs, et s'étend même jusqu'à + 5°,5 et + 7°,5. Mais ces deux cas se sont présentés dans la série des crânes artificiellement déformés d'Ancon (Pérou), et me paraissent imputables à la pratique de la déformation. Nos 44 crânes d'Ancon nous ont été expédiés par M. Ber, de Lima ; 19 sont déformés (déformation relevée), 25 ne le sont pas ; tous d'ailleurs étaient confondus dans le même cimetière et tous appartenaient à une même race. Néanmoins l'angle ω moyen des crânes non déformés est de — 8°,8, tandis que celui des crânes déformés n'est que de — 6°,9. La pratique de la déformation tendait donc à modifier l'angle ω dans le sens positif, en relevant la région occipitale, et c'est pour cela sans doute que les plus grands angles positifs se sont montrés dans la série des crânes déformés d'Ancon.

Si nous faisons abstraction de ces deux cas anormaux, nous voyons que le plus grand angle positif a été de + 5 chez une négresse de l'Afrique occidentale. Le second, + 4, s'est rencontré chez un Hottentot (1). J'ai lieu de croire que la limite normale ne dépassera pas ce chiffre de + 5.

(1) Ce Hottentot est précisément celui dont l'angle de Daubenton s'élève à + 19°. (Voy. plus haut, p. 394.)

Il n'est pas inutile d'étudier le degré de fréquence des chiffres positifs et du chiffre zéro dans nos divers groupes de races.

Dans le groupe caucasique, un Kabyle a donné zéro; tous les autres angles sont négatifs.

Dans le groupe mongolique, les Mexicains, les Peaux-Rouges, les Japonais n'ont donné que des angles négatifs. Dans les autres séries, il y a un zéro (Ancon non déformé), plus 9 cas d'angle positif, savoir : 2 Chinois (+ 1 et + 0.5), 1 Javanais (+ 2), 3 Polynésiens (+ 3, + 1.5, + 1), et enfin 3 Péruviens d'Ancon *déformés* (+ 7.5, + 5.5, + 3).

Dans le groupe éthiopique, l'angle a été négatif chez tous les Australiens et chez tous les Tasmaniens. Il a été nul ou positif dans 16 cas, savoir : 2 Néo-Calédoniens (+ 1.5 et 0), 2 Hottentots (+ 4 et + 2), 3 nègres de Nubie (+ 3, 0 et 0) et 9 nègres occidentaux (+ 5, + 3.5, + 3, + 1.5, + 0.5, + 0.5, 0, 0, et 0).

Enfin, dans la courte série des Esquimaux, qui ne comprend que 12 crânes, ces cas se sont élevés au nombre de 4 (+ 2.5, + 2, + 0.5 et 0).

En tenant compte du nombre des crânes de chaque série, on voit que le nombre proportionnel des angles nuls ou positifs a été de 3.7 pour 100 chez les Javanais, de 4.0 chez les Péruviens non déformés, de 6.0 chez les Néo-Calédoniens, de 6.9 chez les Chinois, de 8.6 chez les nègres occidentaux, de 12.5 chez les Hottentots, de 13.6 chez les nègres de Nubie, de 16.3 chez les Péruviens déformés, de 18.7 chez les Polynésiens, et enfin de 25 pour 100 chez les Esquimaux.

Tout en reconnaissant que quelques-unes de ces séries sont trop faibles, je crois pouvoir dire que la fréquence est à peu près la même dans le groupe mongolique et dans le groupe éthiopique, et que cette fréquence atteint son maximum chez les Esquimaux.

Nous possédons maintenant les éléments nécessaires pour établir une comparaison entre l'homme et les autres animaux.

§ 7. L'ANGLE ORBITO-OCCIPITAL EN ANATOMIE COMPARÉE.

Le tableau n° 4, sur lequel j'ai inscrit les résultats de la mensuration de l'angle orbito-occipital dans les principaux ordres de mammifères, se compose de deux parties : l'une concerne les primates, et l'autre concerne les ordres moins élevés.

Je n'aurai que quelques mots à dire sur cette seconde partie du tableau. Tous les angles qui y sont inscrits sont supérieurs à 60 degrés ; la méthode trigonométrique ne leur est donc pas applicable. Obligé de recourir à la méthode graphique, j'ai dû me borner à dessiner la coupe médiane sur un seul animal de chaque espèce. Des observations aussi restreintes ne peuvent donner que des résultats tout à fait provisoires, et, quoiqu'elles ne soient peut-être pas sans signification, je n'y insisterai pas. Je ferai remarquer toutefois que, dans le genre *felis*, l'angle ω du chat est beaucoup plus petit que celui du lion, et que dans le genre *canis*, celui d'un renard de taille moyenne est sensiblement inférieur à celui d'un grand chien de berger. Cela paraît indiquer que, toutes choses égales d'ailleurs, la taille de l'animal et le poids de sa tête exercent quelque influence sur l'angle ω. Cette remarque va reparaître à l'occasion de quelques genres de singes.

En remontant sur le tableau, on sera frappé de la différence considérable qui existe entre les singes et les animaux moins élevés. A la seule exception du genre mycétès (hurleur), aucune moyenne simienne n'a atteint 46, tandis que le plus petit angle des carnassiers, celui du chat, est de 63 degrés. Les mycétès, avec leur angle moyen de 67.17, et leur maximum qui s'est élevé à 74, constituent une exception unique et inexpliquée (1). La grande taille des mycétès, le poids considérable de leur mâchoire et de leur grand larynx ne rendent compte qu'en partie de ce caractère, qui ne se retrouve dans aucun autre genre de primates.

Je ne m'occuperai plus maintenant que des primates, car je me propose surtout, dans ce travail, de faire ressortir l'importance de l'angle orbito-occipital au point de vue de la distinction de l'homme et des singes.

Si nous considérons d'abord les moyennes, nous voyons qu'il y a entre la plus forte moyenne humaine — 3 degrés (Esquimaux) et la plus faible moyenne simienne + 22°,55 (cébiens), une différence de 25 degrés. Mais les cébiens, petits singes d'Amérique, doivent sans doute en grande partie à leur petitesse, à leur légèreté et à l'exiguïté de leur région faciale, le privilége d'élever la tête plus facilement que les autres singes ; d'ailleurs, les cébiens sont trop éloignés de l'homme pour qu'il y ait à chercher entre eux et lui

(1) Désirant multiplier les observations sur les mycétès, j'ai eu recours à un procédé particulier de mensuration trigonométrique par les cosinus substitués aux sinus. Je demande la permission de ne pas décrire ce procédé spécial.

de nouveaux caractères distinctifs ; et j'en puis dire autant des pithéciens. La distance que nous nous proposons de mesurer est celle qui sépare l'homme de ses plus proches voisins, c'est-à-dire des anthropoïdes. Or, la plus faible moyenne des anthropoïdes, celle des chimpanzés, s'élève à + 32°,73, et l'emporte par conséquent de près de 36 degrés sur la plus forte moyenne humaine. Il se trouve par hasard que cette différence est à peu près celle que Daubenton avait cru pouvoir annoncer, d'après l'étude incorrecte de son angle occipital. Il croyait que l'angle occipital des singes l'emportait de 34 degrés sur celui des hommes. Mais on peut voir sur notre second tableau que, sous ce rapport, Daubenton s'était fait une grande illusion, car l'angle de Daubenton ne donne en réalité qu'une différence de 17 degrés entre la plus forte moyenne humaine (nègres de Nubie, + 9°,34) et la plus faible moyenne des anthropoïdes (chimpanzés, + 26°,25). Cette différence de 17 degrés n'apparaît d'ailleurs que dans les moyennes, et on a vu plus haut (§ 2) qu'elle est assez faible pour s'effacer devant les cas individuels, et pour permettre aux maxima humains *normaux* d'empiéter sur les minima des singes *adultes*. J'ai pu en conclure avec certitude que l'angle de Daubenton ne mesurait pas l'inclinaison réelle du trou occipital. L'angle orbito-occipital donnera-t-il lieu à la même objection ? Cela paraîtra peu probable, si l'on songe qu'il établit entre l'homme et les anthropoïdes une distance moyenne plus que double de la précédente ; et on va voir en effet que cette distance n'est jamais franchie par les écarts individuels.

La première partie du quatrième tableau présente parallèlement les maxima humains et les minima simiens. Le maximum humain normal ne dépasse pas + 5 degrés. Le minimum des anthropoïdes est de + 22 sur un gorille femelle, et la différence est par conséquent de 17 degrés. Pour pousser la réduction à l'extrême, prenons le maximum humain anormal de 10 degrés observé sur un microcéphale européen adulte ; puis allons chercher parmi les singes d'Amérique le minimum de + 20 donné par un cébien : dans ces conditions excessives, auxquelles ne résisterait peut-être aucun autre caractère distinctif, nous verrons encore subsister entre l'homme et les singes une différence de 10 degrés.

Il m'est permis de dire par conséquent que l'angle orbito-occipital constitue un caractère distinctif *absolu* de l'homme, même de l'homme dégradé par la plus humiliante des anomalies.

Pour voir s'effacer ce caractère distinctif, il faut se reporter aux phases du développement, et personne, je pense, ne s'en étonnera, car personne n'ignore que les premières étapes embryonnaires sont communes à tous les mammifères placentaliens, et que les différences ordinales, génériques et spécifiques n'apparaissent ensuite que peu à peu. Le caractère de l'angle orbito-occipital est de ceux qui doivent présenter les divergences les plus tardives, puisqu'il est en rapport avec la station de l'animal, fonction qui ne commence qu'après la naissance. Il en résulte qu'au moment de la naissance, l'angle ω de l'homme est à peu près le même que celui du chimpanzé. Sur le tableau, j'ai qualifié de *nouveau-né* un tout petit chimpanzé, dont l'âge n'est pas exactement connu, mais qui n'a vécu que très-peu de temps ; car toutes ses dents de lait sont encore incluses dans les alvéoles et ne paraissent pas près de sortir (1). L'angle ω de ce sujet est seulement de +5. Sur les 17 fœtus humains, à terme ou avant terme, que j'ai étudiés, cet angle a été en moyenne de +3°,1, variant entre le minimum de 0 et le maximum de + 10°,5. Le chimpanzé, à sa naissance, se trouve donc confondu avec les fœtus humains, et même, à 1 ou 2 degrés près, avec les enfants âgés de moins d'une année. (Voy. plus haut le petit tableau de la page 416.) Voilà donc un point de départ commun. Mais, à partir de ce moment, la divergence se prononce, et tandis que chez l'homme l'angle ω diminue pour s'adapter à l'attitude bipède, on voit chez les singes cet angle augmenter progressivement jusqu'à l'âge adulte, sans atteindre jamais, toutefois, le degré d'ouverture qu'il présente chez les vrais quadrupèdes.

§ 8. CONCLUSIONS.

1° La direction du trou occipital est, de tous les caractères crâniens, celui qui est le plus immédiatement en rapport avec l'attitude de la tête. Ce caractère doit donc établir une distinction absolue entre l'homme, qui est seul parfaitement bipède, et tous les autres animaux ;

2° L'angle de Daubenton, le second angle occipital et l'angle

(1) Cette pièce importante et unique, est déposée dans la galerie d'anatomie comparée du Muséum d'histoire naturelle.

basilaire, usités jusqu'ici dans l'étude de ce caractère, établissent entre les types humains les plus inférieurs et les types simiens des différences très-notables ; mais ces différences ne se manifestent que sur les moyennes, et elles s'effacent lorsque l'on considère certains cas individuels, ce qui est en contradiction évidente avec la physiologie. Les angles occipitaux et basilaires n'expriment donc pas correctement la direction du trou occipital ; c'est parce que les lignes, par rapport auxquelles ils la déterminent, manquent de fixité ;

3° La vraie inclinaison du trou occipital ne peut être connue que si on la rapporte au plan de l'horizon, c'est-à-dire au plan de la vision horizontale, qui est le seul plan horizontal de la tête chez l'homme comme chez les animaux ;

4° Le plan de la vision horizontale est représenté sur le crâne avec une exactitude parfaitement suffisante, par le *plan biorbitaire*, déterminé, à l'aide de l'orbitostat, par les deux aiguilles orbitaires ;

5° La direction réelle du plan du trou occipital est donc exprimée par l'*angle orbito-occipital* ou angle ω, qui mesure l'inclinaison de ce plan sur le plan biorbitaire ;

6° L'angle orbito-occipital peut être mesuré avec une égale précision par le procédé graphique ou par le procédé trigonométrique ;

7° Le procédé graphique est applicable aux crânes de tous les animaux, quel que soit le degré de divergence des axes orbitaires, mais à la condition que ces crânes soient soumis à une coupe verticale parfaitement médiane. Il est, d'ailleurs, d'une exécution longue et délicate, et ne se prête pas à des recherches multipliées ;

8° Le procédé trigonométrique, qui a l'avantage de n'exiger aucune coupe, est également applicable à tous les animaux ; lorsque les axes orbitaires sont très-divergents, il nécessite l'emploi d'une formule de correction, dont le maniement est assez compliqué ; mais chez les primates, dont les axes orbitaires sont peu divergents, il se prête à une simplification extrême, qui permet de l'appliquer, *avec la plus grande facilité et la plus grande rapidité*, à l'étude des plus nombreuses séries ;

9° L'angle ω est négatif lorsque son sommet est dirigé en avant, c'est-à-dire lorsque le plan occipital coupe le plan biorbitaire en avant du trou occipital ; il est positif lorsque son sommet est dirigé en arrière, c'est-à-dire lorsque la rencontre des plans s'effectue en arrière du basion ; il est nul, enfin, lorsque les deux plans sont parallèles ;

10° Chez l'homme adulte et normal, l'angle ω peut varier, dans le sens négatif, jusqu'à — 30 degrés, et dans le sens positif, jusqu'à + 5. Chez certains vieillards, il peut aller exceptionnellement jusqu'à — 39 degrés, et chez certains microcéphales adultes, jusqu'à + 10 degrés ;

11° Sur 360 crânes d'Européens qui ont été étudiés, il n'y a pas eu un seul cas d'angle nul ou négatif, et sur les 316 crânes d'Européens modernes, il n'y a eu aucun angle compris entre 0 et — 5 degrés ;

12° A l'exception d'un Kabyle, qui a donné un angle nul, les cas d'angle nul ou positif ne se sont présentés que dans les races des types mongolique, éthiopique et esquimau. Ces cas individuels atteignent, chez les Esquimaux, la proportion de 25 pour 100. Ils sont beaucoup moins fréquents dans toutes les autres races. Chez les nègres d'Afrique, ils n'atteignent pas 9 pour 100 ;

13° Etudié dans les moyennes, l'angle orbito-occipital est *constamment négatif dans toutes les races humaines*. Il varie entre la moyenne de — 20°,2 chez les Croates et celle de — 3 chez les Esquimaux du Groënland ;

14° Chez tous les singes, chez tous les autres mammifères, l'angle ω est *constamment positif*, non-seulement dans les moyennes, mais encore dans les cas individuels. Le minimum des cas individuels observés à l'âge adulte, a été de + 22 degrés chez les anthropoïdes (un gorille femelle), de + 24 degrés chez les pithéciens, et enfin de + 20 degrés chez un cébien. Il y a donc une distance de 17 degrés entre le plus grand angle observé chez l'homme normal et adulte, et le plus petit angle observé chez les anthropoïdes ;

15° Si l'on considère les moyennes, on trouve que la plus faible moyenne a été de + 32°,73 chez les anthropoïdes (chimpanzés), supérieure, par conséquent, de 35°,73 à la moyenne humaine la plus voisine (Esquimaux, — 3 degrés) ;

16° L'angle orbito-occipital établit donc, entre le type de l'homme et celui de ses plus proches voisins zoologiques, une distance très-grande, dont les écarts individuels les plus extrêmes ne peuvent pas même franchir la moitié ;

17° Chez le fœtus humain et chez l'enfant nouveau-né (Parisien), l'angle ω est nul ou positif et est, en moyenne, de + 3°,1. Il ne diffère pas sensiblement de celui des singes nouveau-nés. Mais dès que l'enfant commence à marcher, l'angle ω devient négatif et atteint *très-rapidement* le chiffre moyen de — 18 degrés, que l'on constate chez les Parisiens adultes ; tandis que chez les jeunes singes, cet angle reste positif et s'accroît continuellement jusqu'à l'âge adulte. Les deux types se séparent ainsi de plus en plus, l'un s'adaptant à l'attitude bipède, l'autre se modifiant en sens inverse, de manière à se rapprocher du type des quadrupèdes ;

18° L'attitude des animaux n'est pas la seule condition capable d'influer sur l'angle orbito-occipital ; il y en a d'autres, parmi lesquelles il faut compter la taille du corps et le poids de la tête. Toutes choses égales d'ailleurs, l'angle ω paraît être ordinairement plus grand dans les espèces de grande taille. Ainsi, il est notablement plus grand chez les anthropoïdes que chez les singes pithéciens et cébiens, quoique les premiers soient beaucoup plus rapprochés de l'attitude bipède ;

19° Chez les vrais quadrupèdes, l'angle ω est beaucoup plus grand que chez les singes. Ceux-ci, à l'exception du seul genre *mycétès*, exception jusqu'ici inexpliquée, se trouvent placés à peu près à égale distance de l'homme et des quadrupèdes.

EXPLICATION DE LA PLANCHE I.

Les six figures de cette planche représentent des coupes médianes. A est la *ligne orbitaire*, c'est-à-dire la projection de l'aiguille orbitaire dans le plan médian; O est la *ligne occipitale*, passant par le basion et l'opisthion.

Fig. 1. *Parisien moderne*, demi-nature. La ligne occipitale O vient couper la ligne orbitaire A en M, au-devant du basion. L'angle orbito-occipital AMO ayant son sommet dirigé en avant est *négatif*; il est de — 23 degrés.

Fig. 2. *Négresse du Congo*, quart nature. La ligne occipitale et la ligne orbitaire ne se coupent pas sur le dessin, mais elles convergent vers l'avant, et par conséquent, l'angle est encore *négatif*. Il est de — 6 degrés.

Fig. 3. *Nouveau-né parisien*, tiers nature. Les deux lignes prolongées se rencontreraient en arrière du trou occipital. L'angle orbito-occipital ayant son sommet dirigé en arrière est *positif*. Il est de + 4°,5.

Fig. 4. *Gorille femelle*, quart nature. Angle positif de + 32 degrés.

Fig. 5. *Semnopithecus maurus*, demi-nature. Angle positif de + 34 degrés.

Fig. 6. *Cebus mico*, demi-nature. Angle positif de + 20 degrés.

TABLEAU 1.

TABLE DES SINUS, COSINUS ET ANGLES POUR UN RAYON DE 100 MILLIMÈTRES.

Sinus en millim.	Cosinus en millim.	Angles. Degrés.	Angles. Différences.	Sinus en millim.	Cosinus en millim.	Angles. Degrés.	Angles. Différences.
1	99.98	0.57	0.57	51	86.02	30.66	0.67
2	99.97	1.14	0.57	53	85.41	31.33	0.67
3	99.94	1.71	0 58	53	84.80	32.00	0.68
4	99.91	2.29	0.58	54	84.16	32.68	0.70
5	99.87	2.87	0.57	55	83.52	33.38	0.67
6	99.81	3.44	0.58	56	82.85	34.05	0.70
7	99.75	4.02	0.57	57	82.15	34.75	0.70
8	99.67	4.59	0.57	58	81.45	35.45	0.70
9	99.59	5.16	0.58	59	80.74	36.15	0.71
10	99.49	5.74	0.57	60	80.00	36.86	0.73
11	99.38	6.31	0.58	61	79.23	37.59	0.73
12	99.27	6.89	0.58	62	78.45	38.32	0 73
13	99.14	7.47	0.58	63	77.65	39.05	0.74
14	99.01	8.05	0.58	64	76.83	39.79	0.76
15	98.86	8.63	0.58	65	75.98	40.55	0.75
16	98.71	9.21	0.58	66	75.12	41.30	0.77
17	98.55	9.76	0.58	67	74.22	42.07	0.78
18	98.36	10.37	0.58	68	73.30	42.85	0.78
19	98.18	10.95	0.58	69	72.37	43.63	0.80
20	97.97	11.53	0.59	70	71.40	44.43	0.80
21	97.76	12.12	0.59	71	70.41	45.24	0.82
22	97.54	12.71	0.59	72	69.40	46.06	0.83
23	97.31	13.30	0.58	73	68.34	46.89	0.84
24	97.07	13.88	0.59	74	67.26	47.73	0.86
25	96.82	14.47	0.60	75	66.13	48.59	0.88
26	96.55	15.07	0.59	76	64.98	49.47	0.89
27	96.28	15.66	0.60	77	63.79	50.36	0.90
28	96.00	16.26	0.60	78	62.58	51.26	0.93
29	95.71	16.86	0.60	79	61.30	52.19	0.94
30	95.39	17.46	0.60	80	59.99	53.13	0.97
31	95.06	18.06	0.60	81	58.63	54.10	0.99
32	94.73	18.66	0.61	82	57.23	55.09	1.01
33	94.39	19.27	0.61	83	55.77	56.10	1.05
34	94.04	19.88	0.60	84	54.24	57.15	1.07
35	93.67	20.48	0.62	85	52.66	58.22	1.10
36	93.29	21.10	0.62	86	51.02	59.32	1.13
37	92.90	21.72	0.61	87	49.31	60.45	1.20
38	92.50	22 33	0.62	88	47.48	61.65	1.22
39	92.08	22.95	0.63	89	45.59	62.87	1.31
40	91.64	23.58	0.62	90	43.58	64.16	1.35
41	91.20	24.20	0.63	91	41.45	65.51	1.42
42	90.75	24.83	0.64	92	39.19	66.93	1.51
43	90.28	25.47	0.63	93	36.74	68.44	1.62
44	89.80	26.10	0.64	94	34.10	70.06	1 75
45	89.30	26.74	0.65	95	31.22	71.81	1.90
46	88.78	27.39	0.64	96	28.05	73.71	2.22
47	88.26	28.03	0.66	97	24.30	75.93	2.61
48	87.71	28.69	0.65	98	21.57	77.54	4.41
49	87.16	29.34	0.66	99	14.06	81.93	8.07
50	86.60	30.00	0.66	100	0.00	90.00	0.00

TABLEAU II.

L'ANGLE DE DAUBENTON ET L'ANGLE BASILAIRE CHEZ L'HOMME ET LES SINGES.

A. *Cas individuels (maxima chez l'homme et minima chez les singes) :*

			Angle de Daubenton.	Angle basilaire.
Hommes.	Races caucasiques actuelles.	minimum anormal	—16	— 2
		— normal	—12	+ 2
		maximum normal	+ 8	+32
		microcéphales minimum	+ 6	+32
		microcéphales maximum	+15	+45
	Races éthiopiques	minimum	— 3	+12
		maximum	+19	+37
Singes.	Jeunes, minimum		+ 5	+32
	Adultes. Angles minima.	Un chimpanzé ♀	+16	+36
		Un orang ♀	+16	+36
		Un gibbon ♀	+18	+40
		Un semnopithèque	+15	+43
		Un cynocéphale	+16	+37
		Un cébien	+18	+36

B. *Moyennes.*

		Angle de Daubenton.	Angle basilaire.
Hommes.	Moyenne minima. Basques espagnols	— 1.52	+15.29
	— maxim. Nègres de Nubie	+ 9.34	+26.32
	Microcéphales d'Europe	+11.37	+39.00
Anthropoïdes.	4 chimpanzés adultes	+26.25	+45.50
	8 orangs —	+31.25	+55.25
	5 gorilles —	+32.50	+53.20
	9 gibbons —	+31.55	+51.55
Pithéciens.	3 semnopithèques adultes	+19.66	+45.66
	3 cercopithèques —	+23.33	+49.00
	6 cynocéphales —	+23.83	+45.83

TABLEAU III.

L'ANGLE ORBITO-OCCIPITAL CHEZ L'HOMME.

Nombre de crânes.		Moyennes.	Maxima.	Minima.
	1° Races caucasiques.			
11	Croates	—20.2	—11 ; —14	—33.5 ; —24
83	Auvergnats	—19.0	— 8 ; — 9	—35 ; —32
55	Basques espagnols	—18.9	— 7.5 ; —10	—39 ; —34
55	Parisiens modernes	—18.2	— 6.5 ; — 7.5	—29 ; —28.5
12	Parisiens du douzième siècle	—16.8	— 8 ; —10	—24.5 ; —24
20	Mérovingiens	—16.4	— 7.5 ; —10	—30 ; —24.5
45	Hollandais de Zaandam	—16.5	— 5 ; — 5	—33.5 ; —29
23	Corses d'Avapessa	—14.6	— 7.5 ; — 9.5	—22.5 ; —22.5
12	Etruriens modernes (Pistoia)	—14.1	— 5 ; — 7.5	—22 ; —18.5
21	Arabes	—12.8	— 5.5 ; — 5.5	—24.5 ; —20
16	Egyptiens anciens	—12.0	— 6 ; — 7	—22.5 ; —20.5
14	Guanches de Ténériffe	—11.7	— 1.5 ; — 7.5	—24.5 ; —16
21	Kabyles	—10.1	0 ; — 1.5	—23 ; —20
	2° Races mongoliques.			
29	Mexicains modernes non déformés	—14.9	— 2.5 ; — 5.5	—25 ; —24
2	Japonais	—12.5	—12 ; »	—13 ; »
14	Peaux-Rouges non déformés	—12.5	— 3 ; — 5	—25 ; —22
7	Patagons Tehuelches	—10.6	— 3 ; — 7	—15.5 ; —14.5
27	Javanais	— 9.6	+ 2 ; — 3	—25 ; —18
29	Chinois	— 9.5	+ 1 ; + 0.5	—24.5 ; —19
44	Pérou, Ancon. 25 non déf.	— 8.8	0 ; — 4	—17 ; —14.5
	Pérou, Ancon. 19 déform.	— 6.9	+ 7.5 ; + 5 5	—20.5 ; —17
16	Polynésiens	— 5.0	+ 3 ; + 1.5	—14.5 ; —10
	3° Races éthiopiques.			
7	Tasmaniens	—13.9	—10.5 ; —12.5	—17 ; —15
10	Australiens	—12.8	— 3.5 ; — 8	—25 ; —21
16	Hottentots	— 8.2	+ 4 ; + 2	—18·5 ; —18
33	Néo-Calédoniens	— 7.4	+ 1.5 ; 0	—22 ; —18.5
104	Nègres occidentaux	— 8.0	+ 5 ; + 3.5	—19 ; —19
22	— de Nubie	— 6.0	+ 3 ; 0	—16.5 ; —16
	4° Esquimaux.			
12	Esquimaux du Groënland	— 3.0	+ 2.5 ; + 2	—10.5 ; — 6
	5° France préhistorique.			
5	Paléolithique	—17.9	— 7.5 ; —15	—28 ; —22
14	Néolithique	—13.9	— 3 ; — 7.5	—26 ; —21
13	Caverne de l'Homme-Mort	—17.2	— 7.5 ; — 8.5	—29 ; —26
12	Gaulois du premier âge du fer	— 9.0	— 1.5 ; — 2	—19 ; —15
	6° Fœtus et enfants parisiens.			
	Parisiens adultes	—18.2		
11	De 10 à 15 ans	—18.0	—12.5 ; —14	—24.5 ; —23
9	De 5 à 9 ans	—20.5	—14.5 ; —16	—26 ; —23
6	De 1 à 4 ans	—17.1	— 9.5 ; —15	—26.5 ; —20.5
8	De 0 à 1 an	0.0	+ 3 ; +.2.5	— 3.5 ; — 2
10	Fœtus à terme	+ 3.1	+10·5 ; +10.5	— 4 ; — 1.5
7	— avant terme	+ 3.1	+ 6 ; + 6	— 2 ; — 0.5
	7° Microcéphales.			
5	Microcéphales adultes	+ 2.6	+10 ; + 4	— 4.5 ; + 1
3	— enfants	—15.48	— 5.5 ; »	—21 ; —20
10	Demi-microcéphales	—13.58	— 3 ; — 6	—26 ; —23.5

TABLEAU IV.

L'ANGLE ORBITO-OCCIPITAL EN ANATOMIE COMPARÉE.

I. L'homme et les singes (procédé trigonométrique).

1° CAS INDIVIDUELS : MAXIMA CHEZ L'HOMME ET MINIMA CHEZ LES SINGES.

A. *Chez l'homme.*

	Maximum normal, une négresse occidentale...	+ 5
	Un crâne déformé d'Ancon (Pérou)...........	+ 7.5
	Un microcéphale d'Europe..................	+10
	Deux fœtus à terme........................	+10.5

B. *Anthropoïdes.*

1° *Jeunes.*	Un chimpanzé nouveau-né..................	+ 5
	Un — première dentition............	+ 8
	Un — deuxième dentition...........	+16
	Un gorille, deuxième dentition.............	+25
	Un orang, première dentition...............	+26
2° *Adultes.*	Un gorille ♀..............................	+22
	Un chimpanzé ♀...........................	+24.5
	Un gibbon lar ♂...........................	+26
	Un orang ♂................................	+38

C. *Autres singes (adultes).*

Pithéciens.	Un semnopithèque..........................	+25
	Un cercopithèque..........................	+24
	Un cynocéphale............................	+29
	Un macaque................................	+35
Cébiens.	Un cébus..................................	+20
	Un atèle..................................	+24
	Un ériode.................................	+32.5
	Uu mycétès................................	+60

2° MOYENNES CHEZ L'HOMME ET LES SINGES ADULTES.

Hommes.	Moyenne minima, Croates...................	—20.2
	— maxima, Esquimaux..................	— 3.0
	— microcéphales adultes..............	+ 2.6
	— fœtus humains......................	+ 3.1
Anthropoïdes adultes.	5 chimpanzés..............................	+32.73
	8 gibbons.................................	+37.71
	10 gorilles...............................	+40.27
	6 orangs..................................	+45.62
Pithéciens.	18 semnopithèques.........................	+32.87
	6 macaques................................	+39.79
	5 cercopithèques..........................	+28.43
	6 cynocéphales............................	+32 05
Cébiens.	4 cébus...................................	+22.30
	4 atèles..................................	+28.71
	3 ériodes.................................	+41.84
	7 mycétès (hurleurs)......................	+67.17
Lémuriens.	5 makis...................................	+41.05

II. Autres mammifères (procédé graphique).

Carnassiers.

Chat....................	+ 63
Renard..................	+ 84
Loutre..................	+ 84
Vieux chien de berger....	+ 90
Lion....................	+ 89
Raton...................	+ 93

Rongeurs.

Viscache................	+ 99
Lapins..................	+102

Ruminants.

Vache...................	+ 74

Pachydermes.

Cheval..................	+ 86
Hippopotame.............	+ 90
Porc....................	+119

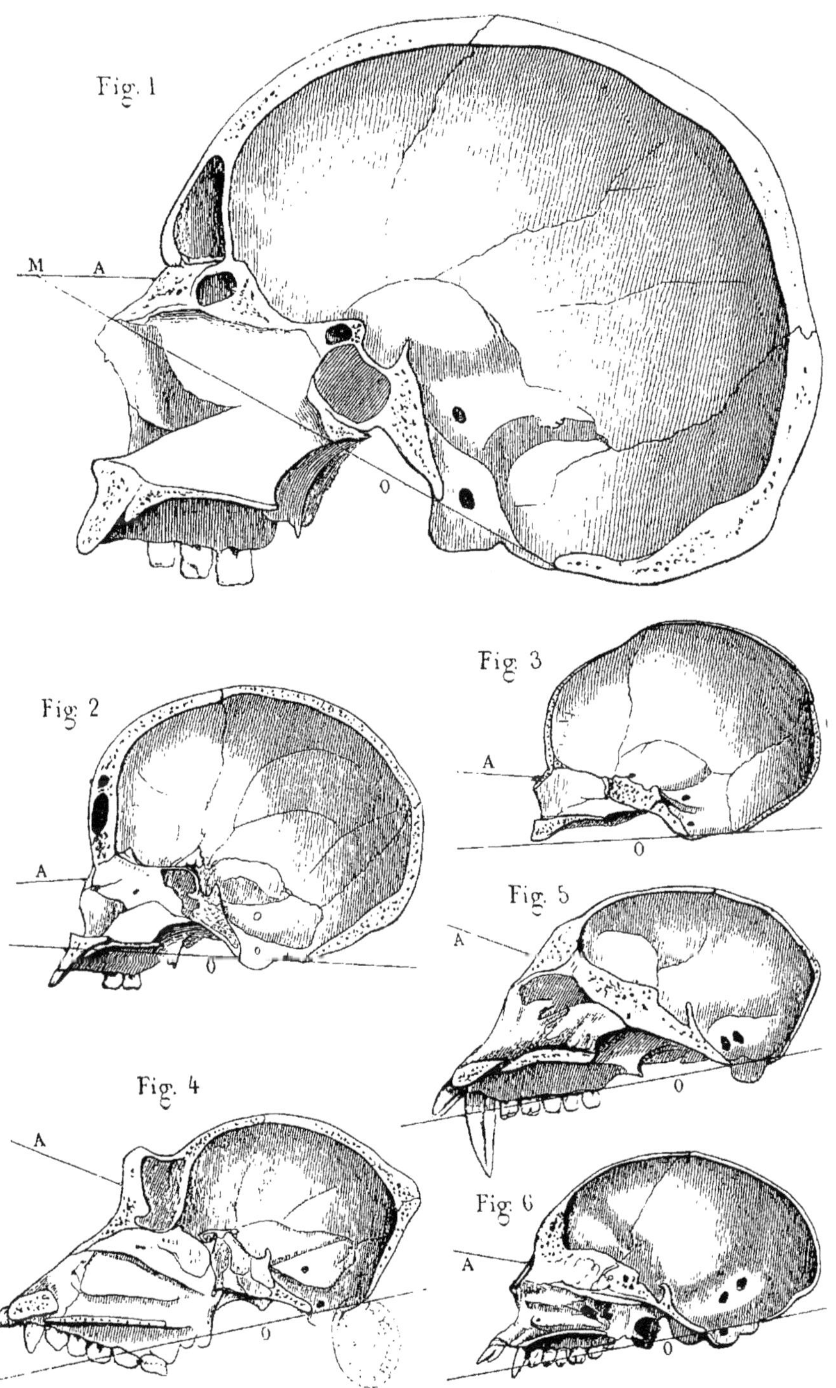
Fig. 1
M
A
O
Fig. 2
A
O
Fig. 3
A
O
Fig. 4
A
O
Fig. 5
A
O
Fig. 6
A
O

www.ingramcontent.com/pod-product-compliance
Ingram Content Group UK Ltd.
Pitfield, Milton Keynes, MK11 3LW, UK
UKHW012106240726
13965UKWH00004B/1573

9 782012 973572